W0088642

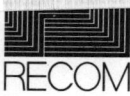

RECOM

Hans Walter Striebel / Jürgen Link (Hrsg.)

Ich pflege Tote

Die andere Seite der Transplantationsmedizin

RECOM Verlag, Basel/Baunatal

Umschlaggestaltung:
BHB Grafik + Werbung GmbH, Kassel

CIP-Titelaufnahme der Deutschen Bibliothek
Ich pflege Tote : die andere Seite der Transplantations-
medizin / Hans Walter Striebel ; Jürgen Link (Hrsg.). –
Basel ; Baunatal : RECOM-Verl., 1991
ISBN 3-315-00078-6
NE: Striebel, Hans W. [Hrsg.]

Herausgeber

Dr. med. Hans Walter Striebel
Oberarzt D.E.A.A.

Prof. Dr. med. Jürgen Link

Mit Beiträgen von

Frank Spriewald
Fachpfleger für Anästhesie und Intensivmedizin

Doris Dietmann
Fachschwester für Anästhesie und Intensivmedizin

Harald Petri
Fachpfleger für Anästhesie und Intensivmedizin

André Korn
Fachpfleger für Anästhesie und Intensivmedizin

Monika Grosser
Operationsschwester

Doris Möller
Operationsschwester

Diane Jetschmann
Fachschwester für Anästhesie und Intensivmedizin

Brigitte Putz
Fachschwester für Anästhesie und Intensivmedizin

Dr. med. Andreas Meier-Hellmann

Dr. med. Roman Rohling

Prof. Dr. med. Jürgen Link

Die Autoren sind alle am Klinikum Steglitz der FU Berlin
tätig.

Inhaltsverzeichnis

Vorwort

Die Möglichkeiten der Transplantationsmedizin eröffnen vielen schwerkranken Patienten neue Hoffnungen und Perspektiven, die noch vor drei Jahrzehnten undenkbar schienen. Es ist unbestreitbar, dass weltweit Zehntausende von Patienten nach einer Nierentransplantation Lebensqualität und Lebensfreude wiedergefunden und Tausende von Patienten mit terminaler Herzinsuffizienz nach einer Herztransplantation das Leben zurückgewonnen haben. Zu Recht werden die gegenwärtigen Erfolge der Transplantationsmedizin überwiegend positiv gewürdigt, auch wenn die vermutete zukünftige Entwicklung manchmal kritisch kommentiert wird.

Während die Presse häufig über erfolgreiche Transplantationen berichtet, wird wenig über diejenigen geschrieben, die eine wesentliche Voraussetzung für diese Transplantation schaffen. Das sind – neben den Familienangehörigen, die ihre Einwilligung zur Organentnahme geben müssen – Schwestern, Pfleger und Ärzte von Intensivstationen, Anästhesieschwestern/-pfleger und Anästhesisten, die bis zur Organentnahme diese Toten pflegen und behandeln. Ebenso wird über diejenigen, die Organe entnehmen bzw. dabei assistieren, nie berichtet.

Auch wenn akzeptiert wird, dass der Hirntod dem Tod des Individuums gleichzusetzen ist, auch wenn die Notwendigkeit der Organspende bzw. der Organtransplantation eingesehen wird, so ist dennoch die psychische Belastung bei der Pflege und Behandlung Hirntoter enorm. Zweifel, Angst und Trauer kommen auf und müssen verarbeitet werden. Es erfordert schon ein erhebliches Abstraktionsvermögen, sich immer wieder klarzumachen, dass zwar die durchgeführte Pflege und Behandlung dem toten «Patienten» nichts mehr nützen können, dafür aber all diese Massnahmen, wie Waschen, Säubern, Betten, künstliche Beatmung und Kreislaufstabilisierung, Patienten zugute kommen, die an ganz anderen Orten leben und die man meistens weder sehen noch sprechen wird. Man erlebt letztlich fast nie, zu welchem Erfolg man beigetragen hat.

Im vorliegenden Buch beschreiben Schwestern, Pfleger und Ärzte, die entweder Tote pflegen und behandeln oder im Operationssaal an Organentnahmen beteiligt sind, ihre persönlichen Gefühle, Sorgen und Bedenken. Wir können uns vorstellen, dass anderswo Organspende ähnlich empfunden wird, und hoffen, dass die Thematisierung bei der Bewältigung der damit verbundenen Empfindungen und Ängste hilft.

Berlin, im Februar 1991
Jürgen Link, Hans Walter Striebel

Zwischen Leben und Tod

Frank Spriewald

«Diese doofen Baustellen!» schimpfe ich, während mein Blick zur Uhr schweift. In dreissig Minuten beginnt mein Dienst, und ich stecke im Stau. So ein Mist. Nur langsam und zögernd schiebt sich die Autoschlange voran.

In Gedanken bin ich schon im Dienst. Hoffentlich sind wir heute im Spätdienst personell besser besetzt als in den letzten Tagen. Der chronische Personalmangel auf unserer Intensivstation, welche ständig voll belegt ist mit Schwerstkranken, zermürbt einen.

Ich hoffe, dass ich mir für Ali heute etwas mehr Zeit nehmen kann.

Ich habe ihn sehr gern, diesen kleinen vierjährigen Buben. Ich sehe ihn gedanklich vor mir. Wie er mich anlächelt, mit seinen grossen braunen Augen, welche in tiefe Höhlen gebettet sind. Ali ähnelt zur Zeit noch eher einem «Biafra-Kind» als einem gesunden Jungen, mit seinen dünnen Ärmchen und Beinchen, seinem Trommelbauch und seinem abgemagerten Brustkorb.

Doch strahlt er schon wieder sehr viel Lebenswillen aus, und ich erfreue mich jedesmal an seinem kecken, schelmischen Grinsen und Lächeln.

Es wiegt die Mühen, welche wir in den letzten Wochen hatten, ums Hundertfache auf und ist weit mehr Lohn als die «Dreimarkfünzig», die man als Krankenpfleger verdient.

Der Leidensweg des Jungen begann, als Ali etwa zweieinhalb Jahre alt war. Den Eltern fiel auf, dass ihr kleiner Ali zunehmend Appetitlosigkeit zeigte und seine Vitalität, im Vergleich zu Kindern gleichen Alters, nachliess. Sie gingen daraufhin mit ihrem Sohn zu einem Kinderarzt. Dieser stellte bei der Untersuchung des Jungen eine Geschwulst im Bauch fest. Er überwies das Kind an unsere Universitätsklinik. Hier wurde Ali in den folgenden Tagen gründlich untersucht. Seine Blutwerte wurden kontrolliert, er wurde geröntgt, und es wurde eine Ultraschalluntersuchung durchgeführt.

Nach etwa einer Woche wurde den Eltern mitgeteilt, dass Ali an einem Tumor der linken Niere erkrankt war und eine Operation dringend notwendig sei. Der Kinderchirurg erklärte, dass die Niere entfernt werden müsse. Erschwerend käme hinzu, dass die rechte Niere viel kleiner sei, als dies normalerweise der Fall ist.

Möglicherweise müsse Ali sich nach der Operation in regelmässigen Abständen einer Blutwäsche unterziehen. Notgedrungen willigten die Eltern in die Operation ein.

Ich erinnere mich noch genau, als Ali vor etwa einem Jahr das erste Mal zu uns kam. Ich hatte Spätdienst und betreute das Zimmer, in welches der Junge nach der Operation gebracht wurde. Sein Zustand war kritisch. Er hatte während der Operation sehr viel Blut verloren und mehrere Blutkonserven erhalten. Ali war an ein Beatmungsgerät angeschlossen. Über einen Katheter, der in der Arterie seines linken Unterarmes lag, wurde der Blutdruck fortlaufend kontrolliert. Ebenso wurden seine Herz- und Atemfrequenz über einen Monitor angezeigt.

Über einen Blasenkatheter erfolgte die Überwachung der Urinausscheidung. Ali war ausserdem unterkühlt, als er aus dem Operationssaal kam.

Bei der Übergabe berichtete der Anästhesist, dass bei Ali die linke Niere komplett entfernt worden war und die rechte Niere nicht arbeitete. Die Urinausscheidung des Jungen war gleich null. In den darauffolgenden Stunden waren wir mit Ali sehr beschäftigt. Er bekam noch eine weitere Bluttransfusion. Über eine Spritzenpumpe wurden ihm ein Schlaf- und ein Schmerzmedikament verabreicht. Antibiotika wurden verordnet, da er Fieber bekam.

Die Eltern durften eine Stunde nach der Operation das erste Mal zu ihrem Kind. Obwohl der Stationsarzt zuvor mit ihnen gesprochen und Funktion und Notwendigkeit der einzelnen Geräte und Schläuche erklärt hatte, waren sie sehr erschrocken, als sie das Zimmer betraten. Sie hatten Angst um das Leben ihres Sohnes. Die Umstände, unter welchen sie ihn wiederfanden, verängstigten sie noch mehr.

In den folgenden Tagen stabilisierte und besserte sich der Zustand des Jungen. Die Eltern hatten Verständnis und gewannen Vertrauen in die vielen ärztlichen und pflegerischen Tätigkeiten, die an Ali durchgeführt wurden. Der Tubus (Beatmungsschlauch) wurde am zweiten Tag nach der Operation entfernt. Bei Ali wurde mit einer Infusionspumpe Ernährungsflüssigkeit ins Blut zugeführt, denn er durfte weder essen noch trinken.

Ein grosses Problem wurde die Hämodialyse (Blutwäsche). Ali vertrug diese Behandlung nicht gut. Es kam des öfteren zu Blutdruckabfällen, und ihm wurde häufig übel. Es erstaunte mich sehr, wie gefasst und mit welcher Stärke er die Behandlung bewältigte.

Nicht so die Eltern. Ihnen wurde langsam klar, dass ihr Sohn, wenn er weiterleben sollte, die Blutwäsche regelmässig, das heisst mehrmals in der Woche, Monat für Monat, Jahr für Jahr, benötigen würde. Genauso schwer und belastend war für sie das Ergebnis der Gewebsuntersuchung der Nierengeschwulst. Es war Krebs! Ihrem Kind stand somit noch eine lange Zeit der Krebsbehandlung bevor.

Das Hoffen und Bangen um das Leben ihres Sohnes gab ihrem Leben einen neuen Inhalt. Sie investierten ihre ganze Kraft, Liebe und Zuneigung in ihren Sohn.

Ali wurde nach zwei Wochen in ein spezielles Kinderkrankenhaus verlegt. Dort wurden die Krebsbehandlung und die Blutwäsche fortgeführt.

«Na endlich, wurde auch Zeit…», murmele ich vor mich hin. Ein Bauarbeiter dirigiert mit hektischen Bewegungen die Autoschlange an der Baustelle vorbei. Ich schaue auf die Uhr; es ist zwanzig vor zwei – noch zwanzig Minuten bis zum Dienstbeginn…

Tja, der Ali. Vor einer Woche kam er erneut zu uns.

Nach zwei Tagen hatte ich wieder einmal Spätdienst. Im Eingangsbereich unseres Krankenhauses sprach mich plötzlich ein Mann an. Ich hatte ihn gar nicht bemerkt, war in Gedanken versunken. Es war der Vater von Ali. Er hatte mich gleich erkannt. Ich freute mich, ihn zu sehen, und begrüsste ihn. Wir setzten uns in eine nahe Besucherecke.

14

Es war ein angenehmes Gefühl, einen alten Bekannten wieder zu treffen. In dem Gesicht des Mannes waren trotz herzlichen Lächelns deutliche Spuren von Sorge zu sehen. Er wirkte gealtert, müde und ausgezehrt. Auf Ali angesprochen, schilderte er den Leidensweg, den sein Sohn hinter sich hatte.

Doch nun waren sie wieder voller Hoffnung. Die Ärzte hatten ihnen gesagt, dass die Chemotherapie bei Ali gut gewirkt habe und der Krebs, zumindest im Moment, besiegt sei.

Als besonders schlimm hätten sie jedoch die Zeit der Dialyse empfunden. Ali bekam diese täglich über einen liegenden Bauchkatheter. Diese Massnahme hatte Ali an das Krankenhaus gefesselt. Die wenigen Augenblikke und Momente, die Ali zu Hause verbrachte, empfanden sie als unbeschreiblich schön. Es machte mich betroffen, als ich diesem Mann in die Augen blickte und sah, wie sie feucht wurden und er mit den Tränen rang.

«Nun ist hoffentlich auch dies vorbei», sagte er und fuhr fort: «Vorgestern ist Ali wieder operiert worden. Er hat eine neue Niere bekommen. Wir mussten lange darauf warten. Sie können sich gar nicht vorstellen, was es heisst, auf eine Niere zu warten; was es heisst, davon zu träumen, dass man zusammen spielen kann, dass Ali wieder sein kann wie andere Kinder auch. Spielen, toben, zur Schule gehen, alles... verstehen sie, so sein wie ein ganz normales Kind!» Ich konnte nichts darauf sagen. Mitfühlend nickte ich nur. Ich hätte auch gar nicht gewusst, was ich darauf sagen sollte. Ich versuchte ihn zu verstehen.

«Wäre ich nur mit der U-Bahn gefahren, dann müsste ich mich nicht mit diesem Verkehr rumärgern!» unterbricht meine Stimme das Motorgeräusch meines PKWs. Ich stehe vor einer Ampel, kurz vor der Klinik. Ein paar Schulkinder gehen über die Strasse und blödeln herum. Ich lache und denke daran, dass ich auch einmal so war.

Gelb, grün... «Na endlich!» denke ich. Während ich auf das Gaspedal trete, schaue ich zu den Kindern, die auf dem Bürgersteig herumalbern. In diesem Moment rennt ein Mädchen ihrem hüpfenden Gummiball in Richtung Strasse hinterher. Geistesgegenwärtig trete ich auf die Bremse. Reifen quietschen, mein Auto steht.

Das Mädchen hat ihren Ball, noch bevor er die Strasse erreicht hatte, wieder gefangen und rennt lachend den anderen Kindern nach. Hinter mir hupen ungeduldige Autofahrer. Langsam fahre ich wieder an. «Oh Gott», atme ich erleichtert auf, «Glück gehabt!» Meine Hände zittern. Ich atme tief durch. Erneut blicke ich zu den Kindern, die gerade den Bürgersteig in Richtung Park verlassen.

Wie lange ist es her? Drei Wochen vielleicht? Sie war elf Jahre alt, ein wunderschönes Mädchen, die Isabell.

Es war ein Autounfall, sie wurde angefahren. Mit dem Notarztwagen wurde sie in die Erste-Hilfe-Abteilung unserer Klinik gebracht. Ich sah sie auf der Intensivstation das erste Mal. Mein Dienst begann um sechs Uhr dreissig. Ich ging in das Patientenzimmer, das ich zu betreuen hatte, und die Nachtschwester übergab mir die Patienten. Zunächst stellte sie mir Herrn Meier vor, den ich schon kannte. Sie berichtete mir die Vorkommnisse des

Spät- und Nachtdienstes. Anschliessend gingen wir zu der neu aufgenommenen Patientin. Sie war ein elfjähriges Mädchen, Isabell war ihr Name. Ein Verkehrsunfall, passiert am vorherigen Nachmittag. Diagnose: Schwere Schädelhirnverletzung und ein Bruch des linken Unterarmes. Sie sei wahrscheinlich hirntot, sagte die Kollegin. Ich blickte von der Krankenakte auf und schaute zu dem Mädchen.

Rein äusserlich unterschied sie sich nicht von anderen Patienten. Sie war angeschlossen an ein Beatmungsgerät, und über einen Monitor wurden Blutdruck, Herzfrequenz und Körpertemperatur überwacht. Die Urinausscheidung wurde über einen liegenden Blasenkatheter kontrolliert. Ihr linker Unterarm war eingegipst. Sie hatte lange blonde Haare, war zierlich von Gestalt und hatte ein hübsches, kindliches Gesicht.

Sie lag ruhig und friedlich da, genau wie andere Patienten, die Schlafmittel erhalten haben – nur mit dem Unterschied, dass ihre Pupillen weit und entrundet waren. Beim Absaugen des Sekretes aus ihrer Lunge kam es zu keinem Hustenreflex. Ihr Kreislauf wurde durch Medikamente gestützt.

Im Laufe des Vormittages wurden verschiedene Untersuchungen durchgeführt mit der Fragestellung: Hirntod, ja oder nein? Den Abschluss der Untersuchungsreihe bildete eine Kontrastmitteldarstellung der Hirngefässe. Die Ergebnisse all dieser Untersuchungen lauteten: Hirntod.

Ich erinnere mich noch genau, wie ich Isabell trotzdem ansprach, sie bettete und andere pflegerische Tätigkeiten an ihr durchführte. Sie unterschied sich auf den ersten Blick nicht von den anderen Patienten. Ihre Pflege war sehr aufwendig, genau wie die Schwerstkranker. Sie bekam viele Medikamente und Infusionen. Untersuchungen mussten vor- und nachbereitet werden. Ich betreute sie während zwei Tagen.

Als am zweiten Tag auch das Ergebnis der letzten Untersuchung, die Darstellung der Hirngefässe, vorlag, wurden die Eltern erneut ins Arztzimmer gebeten.

Ich sehe sie noch vor mir, diese zwei hilflosen Menschen. Zwischen Hoffen und Bangen, mit nassen Augen und dicken, dunklen Augenrändern. Der Arzt bat sie, sich zu setzen, und teilte ihnen mit, das ihre Tochter hirntot sei.

Schweigen, entsetzte Blicke... und endlich das erlösende, schreiende Weinen. Der Vater versuchte, seine Frau zu stützen. Doch diese wies ihn, den Kopf im Schoss vergraben, heftig schluchzend von sich. Nach langem Schweigen klärte der Arzt sie noch einmal über den Zustand ihrer Tochter auf und fragte sie – was ihm sichtlich sehr schwer fiel –, ob sie einer Organentnahme bei ihrer Tochter zustimmen würden.

Ich verfolgte das weitere Geschehen nicht, wollte es auch nicht. Nach fünf Minuten kamen die Eltern aus dem Arztzimmer und setzten sich zu ihrem Kind. Ich war gerade damit beschäftigt, Isabell eine Infusion anzuhängen. Die Mutter weinte still und streichelte zärtlich die Wange ihres Kindes. Ihr Mann sass daneben und starrte mit leerem Blick in den Raum.

Nach einer Stunde gingen sie. Kurz darauf wurde Isabell in den Operationssaal gebracht, genau wie andere Patienten Tag für Tag von unserer Station dorthin gebracht werden. Nur mit einem Unterschied: Ich wusste zu diesem Zeitpunkt, dass sie nie zurückkommen würde. Ich pflegte sie auch vom Zeitpunkt des Ergebnisses der letzten Untersuchung wie jeden anderen Patienten, nur mit einem anderen Ziel: damit sie dieses eine und letzte Mal in den Operationssaal gebracht werden konnte...

«Endlich am Klinikum angekommen», denke ich. Während ich meinen Parkausweis zeige, öffnet der Pförtner die Schranke. Langsam fahre ich auf das Klinikgelände.

Ich denke an meinen Sohn, eineinhalb Jahre ist er jetzt alt. Ich sehe ihn vor mir, wie er lachend herumtollt, und freue mich jetzt schon darauf, ihn heute Abend wiederzusehen.

Ich denke an Ali und Isabell... Ich glaube, es ist besser, nicht nachzudenken, denn dann hätte ich in meinem Beruf sicherlich schon längst «das Handtuch geschmissen»!

Die spezielle Pflege Hirntoter zur Organentnahme

Doris Dietmann

Seit mehreren Jahren arbeite ich als Krankenschwester auf einer operativen Intensivpflegestation, auf der schwerstkranke Patienten aller Altersgruppen und verschiedener Fachdisziplinen betreut werden.

Durch hohe Personalfluktuation und häufigere Vakanz einiger Stellen werden die enormen physischen und psychischen Belastungen, die in der Regel auf Intensivstationen auftreten, noch verstärkt.

Der Dienst wird bei uns in der Fünftagewoche geleistet, wobei das Pflegepersonal im Wechselschichtdienst eingesetzt wird, das heisst, alle drei Schichten (Früh-, Spät- und Nachtdienst) fallen zu etwa gleichen Teilen an. Jede Krankenpflegekraft hat in der Regel zwei Intensivpatienten zu betreuen, je nach Bettenauslastung und Personalstand besteht manchmal auch die Notwendigkeit, drei Patienten zu übernehmen.

Ziel der ärztlichen und pflegerischen Bemühungen auf einer Intensivstation ist es, Patienten mit lebensbedrohlichen Erkrankungen entsprechend zu betreuen, dass sie kritische Phasen überstehen können. Dies ist leider nicht immer erfolgreich. Die Sterblichkeitsrate auf Intensivstationen ist hoch, und so wird das Personal auf diesen Abteilungen fast täglich mit dem Tod konfrontiert. Sterben und Tod müssen auch auf Intensivstationen als Teil des menschlichen Lebens akzeptiert werden. Stirbt ein Patient trotz aller pflegerischen und therapeutischen Massnahmen, ist es schwer, dies nicht als eine Niederlage anzusehen. Bei bestimmten Erkrankungen muss man akzeptieren, dass einem Patienten nicht mehr geholfen werden kann und das Sterben unabwendbar ist.

Wenn ein Patient verstorben ist, scheint die Arbeit zu Ende und das Ziel, Leben zu erhalten, nicht erreicht. Mit dem Tod eines Patienten werden in der Regel Behandlung und Pflege eingestellt. Bei einem Hirntoten, dessen Organe zu einer Explantation freigegeben wurden, ist dies anders. Im Unterschied zum normalen Intensivpatienten beschränken sich beim Hirntoten Behandlung und Pflege nur auf die Erhaltung der Organe für einen zukünftigen Empfänger. Die Funktionsfähigkeit dieser Organe wird durch zahlreiche Massnahmen aufrechterhalten.

Da mit dem Ausfall aller Gehirnfunktionen auch die Kreislaufregulation versagt, müssen bei diesen Toten intensivste therapeutische Massnahmen durchgeführt werden, um eine ausreichende Organdurchblutung sicherzustellen. Flüssigkeits- und Elektrolytersatz sowie das Verabreichen kreislaufwirksamer Medikamente müssen sehr differenziert erfolgen, da ein Zuviel oder Zuwenig an Medikamenten oder Flüssigkeit die zu explantierenden Organe schädigen könnte und somit eine Gefährdung für den Transplantatempfänger darstellt. Die ausgefallene Eigenatmung des Organspenders wird durch maschinelle Beatmung ersetzt. Temperaturabfällen, die auftreten können, muss unter Umständen durch Wärmezufuhr (z.B. durch eine Heizmatte) vorgebeugt werden, da sonst Herzrhythmusstörungen auftreten können. Erforderlich für alle Massnahmen ist das gleiche Engagement wie beim lebenden Patienten. Ziel muss es sein, den Empfänger der Organe nicht zu gefährden.

Da wir auf unserer Abteilung überproportional viele schädelhirnverletzte Patienten betreuen, werden leider öfter Patienten unserer Station zu Organspendern. Es sind Patienten, die schon längere Zeit betreut wurden und deren Gesundheitszustand sich dann akut verschlechtert hat. Meist sind es Schwerverletzte nach Unfällen, aber auch Patienten mit isolierten Hirnschädigungen, zum Beispiel einer Gehirnblutung. Da bereits eine persönliche Beziehung zu solchen Patienten und deren Angehörigen besteht, fällt die weitere Betreuung dieser Patienten bis zur Organentnahme besonders schwer. Im Gegensatz zu den Patienten aus der eigenen Klinik, fehlt bei Organspendern aus anderen Krankenhäusern, die nur zur Explantation zu uns verlegt werden, oft die Zeit für eine intensive Auseinandersetzung mit der Krankengeschichte.

Absolute Voraussetzung für eine Organentnahme ist ein nachgewiesener und schriftlich bestätigter Hirntod des Patienten, also ein irreversibler Ausfall aller Hirnfunktionen. Ausserdem ist die Einwilligung der Angehörigen, gegebenenfalls des Staatsanwaltes, erforderlich. Liegt ferner ein Spenderausweis des Toten vor, so kann von dessen Einwilligung ausgegangen werden. Verweigern die Angehörigen allerdings eine Organentnahme trotz Vorliegen eines Organspendeausweises, wird diese Entscheidung akzeptiert. In diesem Falle brechen die behandelnden Ärzte die Intensivtherapie zur Erhaltung der

Organe ab. Das bedeutet, Beatmung, Infusion sowie medikamentöse Herz- und Kreislaufunterstützung werden nicht mehr durchgeführt.

Dass ein Hirntod trotz intaktem Kreislauf und noch funktionsfähigen Organen vorliegen kann, ist für Laien meist schwer nachvollziehbar. Obwohl der Hirntod sicher und irrtumsfrei festgestellt wird, können auch nach Ausfall aller Hirnfunktionen durch Rückenmarksaktivitäten Phänomene auftreten – zum Beispiel Streck- und Innenrotationsbewegungen der oberen Extremitäten –, die dann bei den Angehörigen Zweifel am Tode aufkommen lassen. Diese sogenannten spinalen Reflexe widersprechen aber der Diagnose Hirntod nicht.

Beobachtung und Behandlung von Organspendern erfordern grossen technischen und zeitlichen Aufwand. Die Betreuung eines solchen Toten führt häufig zu Schuldgefühlen beim Pflegepersonal, denn durch die zeitintensive Beschäftigung mit einem Organspender müssen manchmal andere Patienten bei der Pflege benachteiligt werden. Wichtige pflegerische Massnahmen wie Lagerung, Mobilisation, Körperpflege, Entwöhnung vom Beatmungsgerät, um nur einige aufzuzählen, müssen bei anderen Intensivpatienten dann beschränkt werden. Auch Gespräche mit wachen Patienten können aus Zeitmangel in den Hintergrund treten.

Die Anwesenheit der Angehörigen, denen man verständlicherweise Zeit geben will, um Abschied zu nehmen, verlängern die erforderliche Arbeitsdauer zusätzlich.

Der Versuch, die Pflegekraft dadurch zu entlasten, dass ihr ein zweiter, weniger arbeitsintensiver Patient zugeteilt wird, scheitert manchmal an praktischen Problemen. Weniger betreuungs- und überwachungsintensive Patienten bekommen in diesen Zimmern oftmals auch nicht die nötige Ruhe und Erholung, die sie zur Genesung benötigen. Häufig müssen deren Angehörige lange im Vorraum warten, bis sie ihr Familienmitglied besuchen können, da sie bei den oft erforderlichen Untersuchungen des nebenan liegenden Hirntoten nicht anwesend sein sollen.

Wird der Organspender in einem Einzelzimmer untergebracht, besteht die Gefahr, dass drei Patienten in zwei verschiedenen Zimmern betreut werden müssen. Die Möglichkeit, nebenbei einen anderen Patienten im Auge zu behalten, mit ihm zu sprechen, ihm das «Nicht-allein-Sein» zu vermitteln, ist genommen. Auch ist eine kontinuierliche Überwachung des Organspenders nicht in dem Masse möglich, als würde nur ein Patientenzimmer mit zwei Patienten übernommen. Dieses Problem tritt aber nicht nur bei der Betreuung von Organspendern auf, sondern ist immer dann gegeben, wenn zwei Patientenzimmer übernommen werden müssen.

Oft treten Zweifel auf, denn das Gefühl, dass bei der «Pflege der Organe» etwas menschlich Sinnvolles getan wird, ist nicht immer vorhanden. Vielleicht sind Verdrängungsphänomene hierbei sinnvoll. Mir hilft es zum Beispiel bei der täglichen Arbeit, dass ich versuche, nicht daran zu denken, einen toten Menschen zu betreuen. Gespräche mit dem Toten scheinen zwar makaber, aber einfach umzustellen fällt mir persönlich schwer. So erkläre ich dem Toten zum Beispiel Pflegemassnahmen, spreche ihn mit seinem Namen an. Die Körperpflege wird weiterhin durchgeführt, falls der Termin zur Explantation noch nicht feststeht.

Bei den Oranspendern pflegerische Massnahmen einzustellen ist nicht gerechtfertigt, selbst dann nicht, wenn diese Zeit, die für Pflegemassnahmen aufgewendet wird, den anderen Intensivpatienten zugute kommen könnte. Die Würde des Toten darf auch hier nicht ausser acht gelassen werden.

Trotz allem kann Unbehagen aufkommen bei dem Gedanken an Sterben, Tod und Manipulation der Hirntoten, um ihre Organe entnehmen zu können. Von vielen Kollegen wird dieses Unbehagen durch Sarkasmus überspielt, vielleicht um die eigene Unsicherheit beim Umgang mit den Organspendern zu verdrängen. Dies kann als gefühllos oder grausam empfunden werden, obwohl es nur selten zutrifft. Der Gedanke an den Transplantatempfänger ermöglicht mir mein Handeln, zumal in meinem Hinterkopf die Gewissheit besteht: der Organspender bleibt ja nicht lange.

Der behandelnde Arzt auf der Intensivstation muss die Angehörigen über den eingetretenen Hirntod informieren und hat im Gespäch zu klären, ob die Angehörigen einer Organspende zustimmen. Dieses Aufklärungsgespräch findet in der Regel leider ohne die Anwesenheit des Pflegepersonals statt; meist wird der Inhalt nur teilweise oder gar nicht an uns weitergegeben. Daher verhalten sich die meisten Krankenschwestern/-pfleger auf Nachfragen der Angehörigen zurückhaltend. Allerdings ist es auch verständlich, dass bei solchen Aufklärungsgesprächen zu viele Anwesende eher als störend empfunden werden.

Beim Aufklärungsgespräch werden häufig komplizier-tere medizinische Zusammenhänge erklärt, was dazu führen kann, dass medizinisch nicht vorgebildete Ange-hörige danach noch Fragen stellen, die sich auf die Or-ganentnahme, aber auch auf das Für und Wider der Organspende beziehen. Diese Fragen stellen die Angehö-rigen dann oft an die betreuende Schwester oder den betreuenden Pfleger.

Manchmal scheinen von einigen Leuten zahlungskräf-tige Patienten vermutet zu werden, die Organe dringend benötigen. Auch Fragen, wie «Was wäre, wenn er zu Hause früher gefunden worden wäre, wenn er in einem anderen Krankenhaus behandelt oder eine andere The-rapie durchgeführt worden wäre?» können auftreten. Von den Pflegekräften werden darauf Antworten erwar-tet. Das Bindeglied zwischen Arzt und Angehörigen ist damit häufig das Pflegepersonal, und so liegt es in der Hand der Pflegenden, eventuell erneut ein Gespräch zwi-schen Arzt und Angehörigen zu vermitteln.

Da eine Entscheidung zur Organexplantation nicht zu lange hinausgezögert werden kann, stehen die Angehöri-gen und das ganze Team unter einem gewissen Zeitdruck. Aber im Moment der Trauer, in einer fremden Umgebung, vielleicht auch ohne ein anderes Familienmitglied zu Rate ziehen zu können, ist die Furcht der Familienangehörigen oft gross, eine Entscheidung für oder wider die Organspen-de zu treffen. In diesem Augenblick den Angehörigen zur Organentnahme zu raten, fällt meist schwer, obwohl in der Regel vom Pflegepersonal vielleicht erwartet wird, dies zu tun. Nicht selten wird in dieser Situation das Gespräch mit den Angehörigen vermieden.

Sicherlich kann im Einzelfall versucht werden, auf Fragen ausreichend einzugehen, kann getröstet werden, oder es kann durch Anwesenheit im Zimmer das Gefühl der Anteilnahme vermittelt werden. Es gibt auch die Möglichkeit, den Angehörigen zur Organspende zu raten, ihnen die Gewissheit zu geben, dass mit Hilfe der Organe einem anderen Menschen geholfen werden kann. Dies tröstet die Angehörigen allerdings nicht immer.

Die Aufklärung über Möglichkeit und Notwendigkeit der Organspende muss noch intensiver geführt werden, denn leider sind trotz entsprechender Bemühungen der Medien viele Menschen immer noch nicht richtig und vollständig über den Ablauf und die Voraussetzungen einer Organspende informiert. Auch populärwissenschaftliche Sendungen haben sich bisher noch nicht ausreichend mit dieser Thematik beschäftigt. Hinzu kommt, dass durch die Medien zum Teil falsche Vorstellungen von der Organentnahme erzeugt werden können.

Die psychische Belastung bei der Betreuung von Organspendern hängt in der Regel von deren Alter und von der Liegedauer ab. Eine grosse Rolle spielt auch die Persönlichkeit der Pflegekraft. Oft ist man den Angehörigen gegenüber sehr betroffen, besonders wenn sie schon über einen längeren Zeitraum in der Klinik ein- und ausgegangen sind und zum Pflegepersonal und auch zu den Ärzten ein Vertrauensverhältnis aufgebaut haben.

Wie soll man Angehörigen begegnen, die nicht akzeptieren können, dass ihr Familienmitglied unwiderruflich tot ist, die nicht begreifen können, dass ein äusserlich unveränderter, intakter Körper tot sein soll, obwohl klassische Zeichen des Todes wie Leichenstarre, Leichenblässe und Unterkühlung nicht erkennbar sind und das Herz noch schlägt?

Nach Ablauf der Diagnostik, nach Einwilligung der Angehörigen und Benachrichtigung des Explantationsteams müssen wir den Organspender zum Transport in den Operationssaal vorbereiten. Um nicht noch in letzter Minute die Organe zu schädigen, muss alles sorgfältig geplant werden. Das heisst, der Organspender wird unter Fortführung aller bisherigen Massnahmen wie Beatmung und Zuführung von kreislaufunterstützenden Substanzen mit einer transportablen Überwachungseinheit in den Operationssaal abgeholt. Der Anschluss an die erforderlichen Transportgeräte erfolgt gemeinsam mit dem Anästhesisten, der Transport als solcher wird vom Anästhesisten und der zuständigen Anästhesiepflegekraft übernommen. Zurück bleibt ein leerer Patientenplatz. Die Überwachungsgeräte und das Beatmungsgerät werden ausgeschaltet. Der Platz im Krankenzimmer wird aufgeräumt und für den nächsten Patienten vorbereitet. Erleichterung stellt sich ein. Ich brauche mich nicht mehr nur auf einen Körper und dessen Organe zu konzentrieren, sondern kann mich nun ganz intensiv um die Patienten kümmern, die eine Überlebenschance haben.

Organspender werden nicht nur auf unserer Intensivstation, sondern auch in anderen Kliniken betreut. Daher ist die hohe psychische Belastung, die hierbei auftreten kann, nicht auf eine Abteilung konzentriert. Organisatorisch liesse es sich zwar einrichten, alle Organspender Berlins auf einer separaten Abteilung unterzubringen, doch würde dies für die dort Pflegenden eine grosse Belastung darstellen. Personal für eine solche Station liesse sich mit grosser Wahrscheinlichkeit auch schwer finden. Denn für viele wäre es eine unbefriedigende Vorstellung, einzig Organspender zu betreuen und jegliche Art von Erfolgserlebnissen, wie sie bei vielen anderen Intensivpatienten auftreten, entbehren zu müssen.

Vielerorts besteht die Meinung, dass Intensivpflegepersonal nach mehreren Jahren den Arbeitsplatz wechseln sollte, damit den hohen psychischen Belastungen vorgebeugt wird. Dem gegenüber steht aber die Forderung nach Qualifikation, die oft erst nach mehrjähriger Tätigkeit auf einer Intensivstation erreicht wird.

Im Einzelfall muss mit den Personen gesprochen werden, die sich dieser Belastung auf Dauer nicht gewachsen fühlen und von ihrer psychischen Konstellation nicht mehr in der Lage sind, dort zu arbeiten. Meist kündigen diese Kollegen den Arbeitsplatz von sich aus, um in einen weniger belastenden Bereich überzuwechseln oder ganz aus dem Beruf auszuscheiden.

Probleme, die mit der Betreuung von Organspendern auftreten können, werden sicherlich oft im Kollegen- oder Freundeskreis besprochen, da zur Zeit keine Gruppengespräche in Form von Supervision oder Balintgruppen in unserer Abteilung angeboten werden. Solche Angebote sind bisher weder vom Pflegepersonal noch von den Ärzten wahrgenommen worden. Sicherlich auch deshalb, da viele nach einem Achtstundentag nicht mehr in der Lage oder auch nicht mehr gewillt sind, daran teilzunehmen. Denkbar wäre es, zum Beispiel einen Psychologen für die betreffenden Angehörigen, aber auch für das Personal zu beschäftigen.

Besprechungen zwischen Ärzten und Pflegepersonal finden bei uns in unregelmässigen Zeitabständen statt. Probleme bei der Betreuung werden bei der Arzt- und bei der Pflegevisite angesprochen. Hierbei können gegebenenfalls Belastungssituationen entschärft werden. Für das Pflegepersonal besteht jedoch die Möglichkeit, Zimmer und Einheit zu wechseln. So kann bei erheblicher psychischer Belastung ein anderes Patientenzimmer übernommen werden. Niemand muss einen potentiellen Organspender über mehrere Tage betreuen.

Für mich ist der Organspender ein besonders arbeits- und zeitintensiver Patient und unterscheidet sich in dieser Hinsicht kaum von den anderen Intensivpatienten. Er erfordert in der Behandlung dieselbe Sorgfalt wie andere Patienten der Intensivstation, bietet darüber hinaus aber eine Reihe spezieller Probleme, die eine erhebliche Belastung darstellen können. Trotz aller Einschränkungen scheint mir die Betreuung von Organspendern notwendig und auch sinnvoll, da durch eine Herz- oder Lebertransplantation andere Menschen vor dem sicheren Tod bewahrt und bei einer Nierentransplantation von einer lebenslangen Dialyse befreit werden können.

Vorbereitung einer Patientin zur Organentnahme

Harald Petri

Spätdienst. Seit acht Jahren bin ich auf der operativen Intensivstation am Klinikum Steglitz der FU Berlin beschäftigt, und ich bin kurz vor Dienstbeginn im Dienstzimmer der Abteilungsleitung, wo wir die auf der Station liegenden Patienten und die Personaleinteilung besprechen. «Heute Vormittag sind drei Neuzugänge vom Operationsprogramm gekommen», sagt die Kollegin, «und auf den freien Platz in Zimmer 603 kommt aus einem anderen Krankenhaus dann noch ein Patient, der vermutlich hirntot ist. Ich weiss aber nicht, wann er kommt.» Ich schaue mir nochmals die Diensteinteilung für die Spätschicht an und stelle fest, dass ich mit vielen neuen Kollegen arbeiten muss, von denen noch keiner einen Organspender betreut hat. Bei dem Gedanken, den potentiellen Organspender wohl selbst übernehmen zu müssen, kommt in mir kurz Unwillen hoch. «Vielleicht kommt er ja nicht gleich», denke ich, «dann habe ich noch ein paar Stunden Zeit, um meinen zweiten Patienten zu versorgen.» Denn Zimmer 603 ist ein Doppelzimmer, und es liegt bereits ein schwerverletzter Patient dort. Es wird sicher ein arbeitsreicher Nachmittag.

Noch schnell einen Kaffee, zwei Zigaretten und ein kurzes Gespräch mit den Kollegen – nichts Ernsthaftes, man blödelt so vor sich hin und bespricht dabei die

33

Verteilung der Patienten. Dann machen wir uns auf zur Übergabe am Krankenbett.

Ein erster Blick auf den noch freien Platz – zwar ist er sauber, aber noch nicht vorbereitet. Auch das muss ich noch erledigen.

Nach der Übergabe der Patienten erkundige ich mich erst einmal, welcher Arzt denn am Nachmittag Dienst auf der Abteilung hat – Gott sei Dank, es ist einer mit sehr viel Erfahrung, das macht die Sache leichter. Aber keiner kann mir sagen, wann denn nun der potentielle Organspender erwartet wird. Ich verzichte also auf eine weitere Zigarette und bereite erst einmal Zimmer 603 vor. Das Besorgen und Bereitstellen der notwendigen technischen Geräte nimmt viel Zeit in Anspruch.

Während ich mich anschliessend mit meinem zweiten Patienten beschäftige, gleiten meine Gedanken immer wieder zu dem erwarteten Patienten ab: «Hoffentlich kenne ich ihn nicht, hoffentlich ist es kein Kind. Warum wird er wohl hirntot sein, ist es eine intrazerebrale Massenblutung? Dann sieht er ja äusserlich noch unverletzt aus. Ist es ein Verkehrsunfall, oder ist es gar ein Kopfschuss?», solche Gedanken beschäftigen mich. Die Versorgung dieser Patienten finde ich besonders schlimm, da es hierbei oft durch den zertrümmerten Schädel zum Heraustreten von Gehirnmasse kommt. Nun, ich werde ja sehen. Bis er kommt, versuche ich erst einmal bei meinem anderen Patienten alle möglichen Arbeiten zu erledigen. Später werde ich sicher nur noch wenig Zeit für ihn haben, denn potentielle Organspender sind sehr arbeitsintensiv.

Früher war ich über die Betreuung solcher Patienten immer sehr unzufrieden, aber inzwischen denke ich, dass die optimale Vorbereitung eines Patienten zur Organspende auch sehr wichtig ist und, da nicht mehr Personal zu bekommen ist, auch ein anderer Patient für kurze Zeit etwas zurückstehen kann. Es handelt sich ja meist nur um wenige Stunden, und für diese Zeit muss der andere Patient dann auf Dinge wie menschliche Zuwendung oder ein Gespräch (soweit dies überhaupt möglich ist) verzichten. Er wird dann auch statt zweistündlich eventuell nur alle drei Stunden umgelagert; dies ist zwar nicht optimal, fügt ihm aber keinen körperlichen Schaden zu.

Da ich dies alles weiss, arbeite ich in der verbleibenden Zeit besonders intensiv mit dem anderen Patienten, um später die nötigen Freiräume für die Versorgung des Organspenders zu haben. So ist es mir möglich, später ohne ein übergrosses schlechtes Gewissen nach Hause zu gehen.

Nach zwei Stunden – ich bin mit der Versorgung des anderen Patienten gut vorangekommen – wird gemeldet, dass der potentielle Organspender in fünf Minuten zum Fahrstuhl 16 gebracht werde. Ich informiere den Arzt und greife den Oxylog (transportables Beatmungsgerät), und wir gehen gemeinsam zum Fahrstuhl, um den Patienten zu übernehmen. Auf dem Weg dorthin stellen wir beide fest, dass es uns lieber wäre, wenn er nicht kommen würde, da wir auch so schon genug zu tun haben.

Da ist sie, eine junge Frau, etwa fünfundzwanzig Jahre alt, ohne äusserlich sichtbare Verletzungen. Sie wird uns am Fahrstuhl, auf einer Trage liegend, von einem Arzt aus dem anderen Krankenhaus übergeben. Während wir sie in ein Bett legen, erzählt uns der begleitende Arzt, dass es sich um eine intrazerebrale Massenblutung handelt und der Tod bereits angiographisch festgestellt worden sei; die Angehörigen kämen nochmals vorbei, um von der Toten Abschied zu nehmen. Die Familie habe bis jetzt nur einer Nierenentnahme zugestimmt, über die Spende anderer Organe wollte sie nochmals nachdenken.

Wir bringen die Patientin ins Zimmer 603. Während der nächsten Stunde bleibt keine Zeit zum Nachdenken, da sie erst einmal mit der «gesammelten Technik» versorgt werden muss. Irgendwann während dieser Zeit kommt eine Kollegin zu mir und teilt mir mit, dass die Eltern und der Verlobte der Hirntoten vor der Türe stünden. Ich bitte sie, ihnen zu sagen, dass sie noch etwas warten müssten, da wir mit der Patientin noch beschäftigt seien.

Nun sind endlich alle Überwachungsgeräte an der hirntoten Patientin angeschlossen, und der Arzt geht zu den Angehörigen und bittet sie zu einem Gespräch ins Arztzimmer.

In der Zwischenzeit mache ich die Patientin «besuchsfertig» – oberflächliche Körperwäsche, Kopfkissen richten, zudecken. Beim Absaugen ertappe ich mich dabei, wie ich mit der ja sicher toten Patientin rede, und ich ärgere mich etwas. Denn wenn mir das passiert, wenn die Angehörigen im Zimmer sind, werden sie mich vielleicht fragen, wieso ich mit ihr rede, ob sie denn noch etwas verstehen könne, und diese Gesprächsthemen sind für mich nicht sehr angenehm. Obwohl mit der zerebralen Angiographie (röntgenologische Darstellung der

Blutgefässe, die das Gehirn versorgen) der Tod als hundertprozentig sicher festgestellt worden ist und ich den Befunden auch vertraue, suche ich bei jeder Handlung nach kleinsten Lebenszeichen.

Die Angehörigen kommen ins Zimmer, Mutter weinend, Vater und Verlobter mit starrem Blick – nicht fähig zu weinen? Und ich, ich weiss nicht, was ich machen soll, und lasse die Angehörigen mit der Hirntoten erst einmal allein, bleibe aber in der Nähe des Zimmers, um für Fragen oder Hilfeleistungen da zu sein. Der Arzt berichtet mir, dass sich die Angehörigen für eine Multiorganspende entschieden haben. Bei der Überwachung und Therapie muss also neben dem Erhalt der Nierenfunktion auch vermehrt auf Leber-, Bauchspeicheldrüsen- und Herzfunktionserhalt geachtet werden. Ich bin einerseits über die Entscheidung der Angehörigen froh, weil dadurch mehreren Kranken geholfen werden kann. Andererseits erfordert die Vorbereitung eines Patienten zur Multiorganspende grosse Sorgfalt und damit viel Zeit, die ich mir irgendwo anders herholen muss; also wird es heute vermutlich sehr wenig Kaffee und keine Zigarette mehr geben.

Nach einer Viertelstunde gehen die Angehörigen wieder. Zum Glück haben sie mich nicht gefragt, wie ich mit dieser Tätigkeit klarkomme. Einmal wollten die Angehörigen eines Organspenders, den ich zu betreuen hatte, dies von mir wissen, und ich fand es ungemein schwer, ihnen zu erklären, dass für mich die Betreuung eines Organspenders möglich ist, solange er nicht zu meinem Verwandten- oder Freundeskreis gehört. Ausserdem würde ich immer daran denken, dass die Organe dieses

Toten einigen anderen Patienten, die im Moment «schlecht» leben, helfen werden, ein «besseres» Leben zu führen. Dies zu erklären ist für mich besonders schwer; denn ich glaube auch, dass man die Angehörigen, nachdem sie die Zustimmung zur Organspende erteilt haben, nicht allzuoft darauf hinweisen sollte, dass die Intaktheit des vor ihnen liegenden toten Familienmitgliedes durch die Organspende ja noch sehr gestört wird.

Nun beginnt für mich die Zeit des Wartens. Es muss vom Transplantationskoordinator des Hauses geklärt werden, wohin die zu entnehmenden Organe gebracht werden. Aber auch in diesen Stunden hört die Arbeit nicht auf. Die Patientin hat Zucker- und Elektrolytentgleisungen, die überwacht und therapiert werden müssen, der Blutdruck bedarf intensiver medikamentöser Unterstützung, und bei einer Urinausscheidung von teilweise über 500 ml pro Stunde ist eine sehr genaue Bilanz der Flüssigkeitsein- und -ausfuhr nötig. Dabei muss ich mir immer wieder vor Augen halten, dass diese Patientin bereits gestorben ist und meine Arbeit nicht mehr für sie, sondern für vier bis fünf andere schwerkranke Patienten ist. Nur so gelingt es mir auch, die Arbeit mit der nötigen Sorgfalt zu erledigen.

Schon wieder alarmiert der Monitor der Toten – der Blutdruck ist unter den Wert der eingestellten Alarmgrenze gefallen. Eine rasche Überprüfung des Druckes in der Pulmonalarterie über den Pulmonalarterienkatheter ergibt einen zu niedrigen Wert. Ich schaue auf die letzten Laborwerte und hänge eine Infusionsflasche mit Glukose und Eiweiss an. Nun aber rasch zum anderen Patienten, denn auch bei ihm sind die Vitalzeichen zu überwachen, das Sekret ist aus seiner Lunge abzusaugen, Medikamente müssen verabreicht werden. Wann ich ihn waschen kann, weiss ich im Moment noch nicht.

Ich gehe schnell in den Aufenthaltsraum und hole mir doch noch einen Kaffee, den ich vor dem Zimmer etappenweise trinke.

Nach weiteren zwei Stunden intensiver Tätigkeit mit dem Ziel, Kreislauf- und Nierenfunktion der Patientin aufrechtzuerhalten, kommt der Arzt mit der erlösenden Mitteilung, dass in etwa eineinhalb Stunden mit der Organentnahme begonnen wird. Endlich kann ich anfangen, die pflegerische Versorgung meines zweiten Patienten zu planen. Wenn es mit der Organentnahme pünktlich losgeht, werde ich es noch schaffen, ihn zu waschen und sein Bett frisch zu beziehen.

Jetzt ist aber erst einmal die Organisation des Transportes in den Operationssaal wichtig. Ich besorge mir die Transporteinheit. Dabei handelt es sich um ein fahrbares Gestell mit netzunabhängiger Strom- und Gasversorgung, darauf montierten Monitoren und einem Beatmungsgerät.

Die «Blutbank» muss ich auch noch anrufen, um die für die Organentnahme nötigen Blutkonserven zu bestellen. Jetzt hustet mein zweiter Patient schon wieder, und seine Lunge muss abgesaugt werden, dabei bin ich gerade damit beschäftigt, die letzten Blutentnahmen der Hirntoten vorzubereiten und dazwischen einen schnellen Schluck von dem mittlerweile kalt gewordenen Kaffee zu trinken.

Und wieder Kontrolle der Volumensituation, Errechnen der zugeführten und ausgeschiedenen Flüssigkeitsmenge. Die Spritzen mit den kreislaufstützenden Medikamenten müssen neu gerichtet werden, und auch die tote Patientin muss endotracheal abgesaugt werden.

Endlich kommt der Anästhesist, der die Organspenderin zu ihrer letzten Fahrt in den Operationssaal – dem Ziel all unserer Bemühungen – abholen möchte. Nach nochmaliger Kontrolle der Toten, der Transporteinheit und der für einen eventuellen Notfall aufgezogenen Medikamente (zum Glück habe ich sie bei dieser Organspenderin bis jetzt nicht benötigt – es wäre schon sonderbar, bei einer Toten die Herzfunktion durch Herzdruckmassage und Medikamente wieder in Gang bringen zu müssen) schliessen wir sie nun an die Transporteinheit an. Zwanzig Minuten später ist sie im Operationssaal. Allerdings ist es nicht so wie bei den anderen Patienten, die nach einigen Stunden mit Aussicht auf Heilung oder doch zumindest Besserung auf die Station zurückkommen. Sie wird in den Operationssaal gefahren, um ihre letzte Bestimmung zu erfüllen – nämlich andern kranken Patienten mit schwerem Herz-, Leber- oder Nierenversagen durch die Spende ihrer Organe zu helfen.

Während ich die Geräte, die ich vor Stunden herangeschleppt habe, säubere und wieder wegtrage, sind meine Gedanken immer noch bei der Toten. Wird die Organentnahme wohl gutgehen, damit sich der Aufwand wenigstens gelohnt hat? Wenn ich Zeit hätte, würde ich in den Operationssaal gehen, um bei der Organentnahme zuzusehen, nicht aus Neugier, sondern um einen Teilerfolg meiner Arbeit mitzubekommen. Welcher Patient die Organe dann bekommt und ob sie funktionieren werden, erfahre ich wahrscheinlich nie, denn wir bekommen von den anderen Kliniken nur selten einen kurzen Brief mit Informationen darüber, ob die Transplantation geklappt hat. Das ist auch ein Punkt, der mich schon immer ein wenig traurig stimmte. Man arbeitet stundenlang, um die Organfunktion eines Toten für einen unbekannten Empfänger so gut wie möglich zu erhalten; dann wird dieser in den Operationssaal zur Entnahme der Organe gebracht. Von der ganzen Arbeit ist nichts mehr zu sehen, und auch später erfolgt keine Meldung über den Transplantationserfolg und ob sich die Arbeit gelohnt hat. Der Organspende an sich stehe ich allerdings positiv gegenüber. Ich glaube, dass die zur Bestimmung des Hirntodes durchgeführten Untersuchungen sicher sind. Ich selbst trage auch einen Organ-spendeausweis bei mir und habe auch meine nächsten Angehörigen überzeugen können, für den Fall, dass ich einen Hirntod erleiden sollte, einer Organentnahme bei mir zuzustimmen.

Der Patientenplatz im Zimmer 603 ist wieder aufge-räumt und geputzt – es sieht aus, als ob nie etwas gewe-sen wäre. Ich gehe auf einen Kaffee und eine Zigarette in den Aufenthaltsraum und greife mir anschliessend eine Waschschüssel und Bettwäsche. Mein anderer Patient muss ja noch pflegerisch versorgt werden.

Es wäre schöner, wenn die Personalsituation der Ab-teilung die aufwendige Vorbereitung von Organspen-dern ermöglichen würde, ohne dass manchmal Abstriche bei der Versorgung der anderen Patienten nötig wären, das heisst, ohne dass einige – insbesondere pflegerische – Tätigkeiten dann schneller, in grösseren Abständen und mit weniger Zuwendung für den Patienten erledigt werden müssten. Es ist aber sicherlich so, dass es trotz Zeit-druck nicht zu einer Gefährdung anderer Patienten kommt, sonst wäre eine Spendervorbereitung für mich nicht tragbar.

Erlebnisse und Erfahrungen im Umgang mit hirntoten Patienten

André Korn

1981 begann ich meine berufliche Tätigkeit als Krankenpfleger in der Intensivmedizin. Etwa ein Jahr später betreute ich zum ersten Mal einen Patienten, bei dem der
Verdacht auf Hirntod vorlag.

Bis zu diesem Zeitpunkt hatte ich von dem Thema
«Hirntod» und den damit zusammenhängenden Problemen weder etwas gehört noch gelesen. Ich war unbe-
darft, und die Arbeit an diesem vermutlich hirntoten
Patienten unterschied sich für mich nicht von der Arbeit
an anderen Patienten. Nur war sie, bedingt durch ihre
Aktualität, interessanter und forderte daher noch mehr
als gewöhnlich meine Aufmerksamkeit. Schliesslich, so
erklärte man mir, ginge es um die Erhaltung von Organen, die anderen Patienten das Weiterleben ermöglichen
sollten oder deren Lebensqualität verbessern würden.
Der medizinisch-apparative Aufwand, der betrieben
wurde, beeindruckte mich. Ich hatte alle Hände voll zu
tun, um das Arbeitspensum in meiner Schicht zu schaffen. In dem ganzen Trubel fand ich keine Zeit, über das
Problem Hirntod nachzudenken.

Zum Glück lag der betreffende Patient allein in einem
Doppelzimmer, das vor High-Tech nur so strotzte. Alles
war genauestens geplant: die erste und die zweite klinisch-neurologische Untersuchung, die EEG-Ableitung,

43

die Blutentnahmen sowie die apparativen Untersuchungen zur endgültigen Sicherung und Dokumentation des irreversiblen Hirntodes. Darüber hinaus hörte ich am Rande des Geschehens, wie die Explantation organisiert wurde, welche Organe zur Entnahme in Frage kämen und dass die Einwilligung der Angehörigen zur Organspende noch nicht vorlag. Direkte Informationen habe ich persönlich damals nicht erhalten. Es waren immer nur Fragmente, die zu mir drangen, so dass mein Bild von allem, was um mich herum geschah, sehr verschwommen war. Der Transplantationskoordinator nahm Blut zur Gewebetypisierung ab. Während in den Labors und bei Eurotransplant (Europäisches Transplantationszentrum in Leiden/Holland) die möglichen Organempfänger ermittelt wurden, war ich mit einem Arzt und dem Patienten innerhalb des Krankenhauses unterwegs, um die apparative Hirntoddiagnostik durchführen zu lassen. Eine zerebrale Angiographie wurde angefertigt. Mit dieser Untersuchung kann der Hirntod zweifelsfrei nachgewiesen und dokumentiert werden.

Nach drei Stunden Transport und Untersuchungszeit kamen wir mit dem nun für hirntot erklärten Patienten auf die Station zurück. In der Patientenakte wurde der Todeszeitpunkt eingetragen. In der Zwischenzeit hatten auch die Angehörigen ihre Einwilligung zur Organentnahme gegeben, die für ein Uhr dreissig nachts angesetzt wurde. Gegen zweiundzwanzig Uhr dreissig beendete ich meinen Dienst. Als ich am folgenden Tag wieder zur Arbeit erschien, war der Hirntote nicht mehr da. Planmässig hatte die Explantation stattgefunden. Das Zimmer war sauber aufgeräumt, von dem Chaos des Vortages war nichts mehr zu sehen. Im Zimmer lagen zwei frischoperierte Patienten. Irgendwie hatte ich ein merkwürdiges Gefühl. Der vorangegangene Nachmittag war ja nicht gerade leicht gewesen, und nun sah es so aus, als ob überhaupt nichts los gewesen wäre. Kurz ging mir noch einmal durch den Kopf, was alles passiert war.

Hirntod, was war das eigentlich? Wer hat die Organe bekommen? War der Patient wirklich gestorben? Herzschlag, Temperatur und Ausscheidung waren in Ordnung. Wieso also Hirntod? All diese Fragen blieben offen.

Im Laufe der folgenden Monate betreute ich weitere hirntote Patienten. Mit zunehmender Zeit wurde diese Arbeit zur Routine. So ganz klar schien mir die Situation jedoch immer noch nicht. Da liegt ein Mensch vor einem im Bett. Er unterscheidet sich nicht von anderen Patienten; das Herz schlägt, er ist warm, wird beatmet und «bewegt» sich manchmal. Und dieser Patient soll tot sein?

Die ersten Erfahrungen mit den Angehörigen kamen hinzu. Auch sie konnten nicht verstehen, dass ihr Familienmitglied tot war. «Er/sie ist doch noch gar nicht gestorben», lautete die häufigste Feststellung der Angehörigen. Immer wieder wurde ich gefragt, wie ich die Situation einschätze, wurde gebeten, alles zu tun, damit ihr Familienmitglied gesund werde. Oft stand ich wie gelähmt am Bett, während mir der Lebensweg des Patienten erzählt wurde. Zugleich kam ich in Zeitdruck, musste meine Arbeit in dieser Schicht schaffen. Manchmal konnte ich nicht mehr zuhören. Ich suchte nach Ausflüchten und widmete mich schnell meiner Arbeit.

Mehr und mehr setzte ich mich nun mit dem Begriff «Hirntod» auseinander. Ich sprach mit Kollegen über deren Erfahrungen im Umgang mit hirntoten Patienten und deren Angehörigen und begann, Literatur zum Thema zu lesen. Beim Hirntod ist der Teil des Menschen, der das Leben und Erleben erst möglich macht, der die Persönlichkeit des Menschen ausmacht, tot. Es ist also ein teilweiser Tod; doch ohne Hirnfunktion ist auch der restliche Teil des Organismus nur noch kurze Zeit am Leben zu halten.

Ich musste mich fortan mit zwei Formen des Sterbens auseinandersetzen: zum einen mit dem Hirntod, zum andern mit dem allseits bekannten Sterben. Mit letzterem konnte ich gut umgehen; die Kriterien waren klar und deutlich. Nur mit dem isolierten Hirntod verbanden sich immer noch Zweifel. Durfte man einem Patienten, dessen Herz noch schlug, der warm war, also den allseits «akzeptierten» Tod noch nicht gestorben war, die Organe entnehmen?

Ich erfuhr, dass die Bundesärztekammer Kriterien herausgegeben hatte, nach denen sich die Hirntoddiagnostik richten musste. Die Erfüllung dieser Kriterien berechtigt zur Einstellung aller therapeutischen Massnahmen und erlaubt die Organentnahme, sofern die Angehörigen ihre Zustimmung erteilen, beziehungsweise der hirntote Patient zu Lebzeiten seine Bereitschaft zur Organspende signalisierte (z. B. einen Organspendeausweis hatte).

Erst nachdem ich all diese Informationen gesammelt hatte, begann ich rational zu denken und akzeptierte den Hirntod als eine neue Form des Sterbens. Ins Grübeln kam ich jedoch wieder, als ich ein Kleinkind betreuen musste, das aufgrund einer Sturzverletzung hirntot wurde. Mein Sohn war gerade im selben Alter wie mein kleiner Patient, und ich versetzte mich recht schnell in die Situation der Eltern. Zum ersten Mal überlegte ich, ob ich einer Organentnahme zustimmen würde. Die Vorstellung, dem Kleinen die Organe zu entnehmen und anschliessend alle Maschinen abzustellen, fand ich entsetzlich. Wäre es mein Sohn gewesen, hätte ich mir gewünscht, er könnte in meinem Arm «sterben». Ich hoffte in diesem Augenblick, dass auch die Eltern des Kleinen einer Organentnahme nicht zustimmen würden. So kam es dann auch. Die therapeutischen, organerhaltenden Massnahmen wurden eingestellt, und das Herz hörte nach kurzer Zeit auf zu schlagen. Zuvor hatten sich die Eltern von ihrem Sohn verabschiedet. Betroffen, aber zugleich auch erleichtert setzte ich meine Arbeit fort. Seit diesem Ereignis steht für mich fest, dass ich einer Organentnahme bei jemandem meiner Familie nicht zustimmen würde. Es sei denn, es wäre der Wunsch des/der Betroffenen gewesen. Ich möchte an dieser Stelle betonen, dass ich trotz dieser Einstellung eine Organspende nicht grundsätzlich ablehne. Jeder, ob Spender oder Angehöriger, muss diese Entscheidung für sich selbst finden. Und als Mitarbeiter einer Intensivstation muss ich mich zwangsläufig diesen Entscheidungen stellen.

Unbestreitbar ist, dass ein hirntoter Patient sehr arbeitsintensiv ist. Häufig ist man dem Konflikt ausgesetzt, seinen Arbeitseinsatz unausgewogen zu verteilen. Das heisst, man investiert sehr viel Zeit in die organerhaltende Therapie und vernachlässigt dadurch manchmal andere schwerkranke Patienten. Hier entsteht das pflegerische Hauptproblem: Inwieweit ist man als Krankenschwester/-pfleger verpflichtet, an der Organerhaltung bei hirntoten Patienten mitzuwirken? Und wie löse ich mich aus dem Konflikt, hierbei lebende, schwerkranke Patienten eventuell zu benachteiligen. Hinzu kommen noch Fragen, wie: «Was hätte ich noch tun können, um den Hirntod zu verhindern? Habe ich etwas falsch gemacht, etwas übersehen?» Ich glaube, jeder der einen Patienten betreut hat, der zum Organspender wurde, hat sich diese Fragen schon einmal gestellt. Vielleicht sind es auch gerade diese Fragen, in denen die pflegerischen Konflikte bei Organspendern begründet sind.

Bei der gleichzeitigen Betreuung eines hirntoten Patienten und eines Patienten, der eine schwere Schädelhirnverletzung überstanden hatte, wurde mir dieser Konflikt zum ersten Mal bewusst. Ich war mit der Ausführung und Überwachung der organerhaltenden Therapie stark beansprucht. Stundenbilanz, Kreislaufunterstützung, Assistenz bei der Anlage von intravasalen Kathetern und ständige Blutentnahmen machten es mir fast unmöglich, mich um meinen anderen Patienten zu kümmern. Dieser hatte aber einen Anspruch, ja sogar ein Recht auf eine pflegerisch korrekte Versorgung. Unter normalen Gegebenheiten wäre er häufiger mobilisiert worden, hätte ein intensiveres Atemtraining erhalten, wäre gründlicher gewaschen und öfter umgelagert worden. Mir blieb jedoch nur wenig Zeit zu all diesen Tätigkeiten, da ich fast ausschliesslich mit dem Organerhalt des Hirntoten beschäftigt war. Auch meine Kollegen konnten diese Tätigkeiten nicht übernehmen, denn sie waren mit ihren Patienten beschäftigt. Ich habe mich in dieser Situation gefragt, was wohl gewesen wäre, wenn sich dieser schwerkranke Patient hätte beschweren können. Darf der Organerhalt zu Lasten anderer Patienten gehen? Ich denke nein. Die juristischen Aussagen führen an, dass die ärztliche und pflegerische Behandlungspflicht mit dem Eintritt des Todes erlischt. Somit käme eine Verweigerung zur Mitarbeit an einer organerhaltenden Therapie meiner Meinung nach nicht einmal einer Arbeitsverweigerung gleich. Diese Überlegung veranlasste mich, darüber nachzudenken, wie ich in Zukunft besser mit solchen Situationen umgehen kann. Ich begann Prioritäten zugunsten der schwerkranken Patienten zu setzen. Damit tauchten jedoch gleich zwei neue Konflikte auf. Von ärztlicher Seite wurde häufig verlangt, bei allen Massnahmen an einem hirntoten Patienten zugegen zu sein und alle Anordnungen auszuführen. Eine Ablehnung meinerseits führte zu Diskussionen, die mir erneut wertvolle Zeit raubten. Es fand sich zwar immer ein Kompromiss, aber auch heute ist dieser Konflikt für mich noch aktuell. Zudem besteht immer ein im Unterbewusstsein vorhandenes schlechtes Gewissen gegenüber dem Organempfänger. Zwar ist und bleibt der Organempfänger unbekannt, seine «Anwesenheit» ist jedoch immer irgendwie vorhanden. Das Gewissen ist es dann auch, das mich zu Kompromissen führt, die ich eigentlich gar nicht eingehen will. Konkret bedeutet das' für mich einen Konflikt mit mir selbst. Der Organempfänger hat wie der schwerkranke Patient ein Recht auf medizinisch-pflegerische Hilfe. Als Krankenpfleger nehme ich mir das Recht, in erster Linie die Patienten zu versorgen, die mir unmittelbar anvertraut worden sind – und das sind eben nicht die Organempfänger. Trotz aller Unannehmlichkeiten, die man haben kann, ist man immer bemüht, das Beste zu geben.

Ein weiterer wichtiger Bereich ist die eigentliche Grundpflege. Sie berücksichtigt alle Grundbedürfnisse des Menschen. Da bei einem hirntoten Patienten nicht mehr von Grundbedürfnissen gesprochen werden kann, kommt bei ihm vielmehr die Behandlungspflege zum tragen, also die Mitarbeit und Assistenz bei medizinischen Massnahmen (organerhaltende Therapie). Dennoch ist es nicht ganz einfach, alle grundpflegerischen Tätigkeiten mit dem Eintritt des Hirntodes einzustellen. Auch hier werden Konflikte deutlich: Muss ich einen hirntoten Patienten waschen, betten, eincremen oder ihn gar lagern? «Was gibt es bei einem hirntoten Patienten schon zu pflegen», hört man nicht selten von anderen Berufsgruppen. Inwieweit eine Pflegeperson bei einem hirntoten Patienten pflegerisch genauso aktiv ist wie bei einem schwerkranken Patienten, hängt wesentlich von der eigenen Einstellung, welchen Wert man der Ästhetik beimisst, und von der Beziehung ab, die man zu dem Toten hatte. Es macht einen Unterschied, ob ein Patient schon Tage oder Wochen versorgt und gepflegt worden war, bevor der Hirntod eintrat, oder ob der hirntote Patient nur kurze Zeit (wenige Stunden) auf der Station lag.

Im Laufe der letzten Jahre entwickelten sich bei mir Kriterien, durch welche ich für mich persönlich festlegen konnte, wann und wieviel Pflege ich hirntoten Patienten zukommen lasse. Es ergaben sich für mich drei Gruppen von hirntoten Patienten:

50

1. Patienten, die schon längere Zeit auf der Intensivstation betreut wurden und dann dem Hirntod erliegen.
2. Patienten, die mit primär infauster Prognose auf die Intensivstation aufgenommen werden, d. h. Patienten, bei denen eine stationäre Aufnahme aus Gründen der Organspende/-entnahme erfolgte.
3. Organspender, die aus externen Kliniken hirntot, d. h. mit Leichenschein, zur Organentnahme übernommen werden.

In der ersten Gruppe, also bei Patienten, die schon längere Zeit auf der Intensivstation betreut wurden und dann dem Hirntod erliegen, verändert sich mein pflegerischer Einsatz nicht. Das erklärt sich aus der Tatsache, dass ich eine Pflege bei einem Patienten, den ich längere Zeit versorgt habe, nicht mit dem Moment einfach so einstellen kann, in dem der Hirntod eingetreten ist. Die Situation würde anders aussehen, wenn ein Patient im herkömmlichen Sinn verstirbt. In diesem Falle würden alle Sonden und Katheter entfernt und der Tote würde von der Station verlegt werden. Nach isoliertem Hirntod bleibt aber der Patient noch bis zur Explantation auf der Station. Dieser Zeitraum kann bis zu 24 Stunden betragen. Ferner habe ich während der bisherigen Pflegezeit durch Gespräche mit den Angehörigen einen Bezug zu diesem Menschen aufgebaut, der nun Organspender ist. Für mich wäre es daher unmenschlich, allen Dingen ihren Lauf zu lassen und mich um pflegerische Belange nicht mehr zu bemühen. Das Waschen und Betten des Organspenders, das Rasieren und das Eincremen der Haut sowie eine korrekte Lagerung tragen dazu bei, ihn gepflegt aussehen zu lassen. Und dies ist eben besonders wichtig in bezug auf die Angehörigen, die den Verstorbenen noch ein letztes Mal sehen möchten. Für sie ist das gepflegte Aussehen wichtig, auch wenn es den Anschein hat, dass sie es in ihrer Trauer und ihrem Schmerz überhaupt nicht registrieren. Doch ich denke, sie sind uns für diese Tätigkeit auch dankbar. Zudem lässt sich ein einmal gepflegtes Aussehen auch mit geringem Aufwand vierundzwanzig Stunden aufrechterhalten, ohne in den Konflikt zu kommen, dabei andere Patienten zu vernachlässigen.

Etwas anders sieht die Situation in der zweiten Gruppe aus, bei Patienten, die aus Gründen der Organspende/-entnahme stationär aufgenommen werden. Mein Bezug zu diesem Menschen ist nur sehr klein. Die Angehörigen sind meist überrascht von dem plötzlichen Ereignis und daher sehr mit sich selbst beschäftigt. Auch diese Gruppe der Organspender kann bis zur Explantation rund 24 Stunden auf der Station verbleiben. Die pflegerischen Tätigkeiten sind zwar identisch mit denen der ersten Gruppe, sie beschränken sich jedoch meist auf das Notwendigste. In erster Linie arbeite ich hier, bedingt durch den fehlenden Bezug zum Spender und der dadurch fehlenden emotionalen Beteiligung, an der organerhaltenden Therapie mit, sofern es mir die pflegerische Versorgung anderer Schwerkranker erlaubt.

In der dritten Gruppe, d. h. bei Organspendern, die aus externen Kliniken stationär aufgenommen werden, ist die Situation identisch mit der zweiten Gruppe. Der Organspender bleibt meist nur kurze Zeit, d. h. wenige Stunden, auf der Station. Die Hirntodfeststellung ist bereits durchgeführt, die Explantation geplant und alle organerhaltenden Massnahmen sind getroffen worden. Es gilt, die restliche Zeit bis zur Explantation zu überbrücken. Dies ist notwendig, da die Explantationen häufig nachts durchgeführt werden, wenn das Tagesoperationsprogramm abgeschlossen ist. Dennoch sind grundpflegerische Handgriffe notwendig, und ich führe diese im Sinne meiner Vorstellung von Ästhetik auch weiterhin aus. In dieser Spendergruppe ist ein nochmaliger Kontakt mit den Angehörigen sehr selten, da diese meist von der verlegenden Klinik aufgeklärt wurden und dort bereits Gelegenheit hatten, sich von ihrem Angehörigen zu verabschieden.

Durch diese Vorgehensweise im Umgang mit Organspendern ist es mir möglich geworden, mich von einem Grossteil der eventuell auftretenden Konflikte zu befreien. Daher wird es mir auch in Zukunft möglich sein, Organspender zu betreuen. Ich habe den Hirntod akzeptiert und sehe in ihm kein Versagen meiner pflegerischen oder der ärztlichen Tätigkeit.

Im Tätigkeitsfeld der Intensivstation spielte das Sterben schon immer eine grosse Rolle. Durch den Fortschritt der Medizin werden wir jedoch mit einer neuen Form des Sterbens konfrontiert; einer Form des Sterbens, die im Gesamten gesehen abstrakt bleibt, durch die aber todkranke Menschen eine neue Lebensqualität erhalten können.

Organentnahme aus der Sicht einer Krankenschwester im Operationsdienst

Monika Grosser

Die Tätigkeiten einer Krankenschwester im Operations-
dienst werden überall gleich sein. Wie man aber eine
Operation, speziell an Hirntoten, erlebt, welche Gefühle,
Ängste und Probleme man damit hat, ist bei jedem Menschen anders. Was kann ich schildern?

Ich kann nur über mein Erleben und meine Ängste
berichten. Ich will die praktischen, alltäglichen Probleme
und Reibereien, die immer entstehen, wo Menschen miteinander arbeiten, nicht ausser acht lassen, auch wenn
sie manchem nichtig und uninteressant erscheinen. Die
Art und Weise, wie wir miteinander und wie wir mit dem
Toten umgehen, prägt das Erleben. Ich kann und will
nicht die verschiedenen Bereiche umfassend behandeln.
So werden alle Themen nur angeschnitten. Ich möchte
auch nicht anklagen oder anprangern. Mein Anliegen ist
es, aufzuzeigen, was belastet und Ängste entstehen lässt.

Ebensowenig erhebe ich Anspruch darauf, den Ablauf
einer Operation vollständig und genau geschildert zu
haben. So ist es auch nicht gedacht. Die folgende Beschreibung einer Operation soll nur ein Gerüst sein, das
dazu dient, demjenigen die Operation verständlich zu
machen, der nicht in solchen Bereichen arbeitet. Aus
diesem Grunde habe ich auch versucht, auf Fachbegriffe
zu verzichten.

Noch einmal betone ich: Es sind meine Gefühle, meine Probleme und Ängste, über die ich berichte. Sie sind nicht zu verallgemeinern, nicht übertragbar auf eine ganze Berufsgruppe. Wenn Sie wissen wollen, wie ich eine solche Organentnahme erlebe, dann begleiten Sie mich durch die folgende Schilderung.

Es ist zwanzig Uhr dreissig. Ich habe Spätdienst. Soeben wird mir gemeldet, dass um einundzwanzig Uhr dreissig eine Multiorganentnahme (bei entsprechender Einwilligung werden hierbei Herz, Nieren, Bauchspeicheldrüse, Hornhaut der Augen, Haut etc. entnommen) stattfinden soll. Die Meldung erschreckt mich. Ich frage nach, ob es sich um einen Erwachsenen oder ein Kind handelt und welche Organe entnommen werden sollen. Die Antwort ist, es handele sich um einen Erwachsenen, und es sollen Herz, Nieren und Augen entnommen werden. Ich atme erleichtert auf. «Gott sei Dank, kein Kind! Nur Herz, Nieren und Augen. Das geht ja», geht es mir durch den Kopf.

Ich habe keine Zeit, weiter darüber nachzudenken. In einer Stunde soll die Operation beginnen. Ich muss mich beeilen. Also gehe ich los und hole die Instrumentensiebe, sterile Wäsche und die sonstigen Utensilien und bringe diese in den Vorraum des Operationssaals.

Dann suche ich das nötige Nahtmaterial und verschiedene Einwegartikel zusammen und stelle sie bereit. In der Zwischenzeit ist eine Viertelstunde vergangen, und ich muss noch die Perfusionslösung (Lösung zur Durchspülung der Organe) vorbereiten.

Nach weiteren zehn Minuten steht alles bereit. Nun ist es höchste Zeit, dass ich mir die Hände wasche und desinfiziere und die Tische vorbereite.

Doch zuerst muss ich mir noch eine Schwester aus einer anderen Abteilung holen, die mir alle Dinge zureicht. Während ich am Telefon die Nummer wähle, hoffe ich, jemanden zu finden, der bei einer Organentnahme schon zugegen war. Nach mehrmaligem Telefonieren habe ich endlich eine Kollegin gefunden, die Zeit hat. Es ist sogar eine Kollegin, die bei Organentnahmen mehrfach dabei war. Ich bin froh darüber. Für mich bedeutet das weniger Erklärungen während der Operation.

Ich kann mich mehr auf das Instrumentieren konzentrieren, weil meine Kollegin weiss, worauf es ankommt. Vor allem aber weiss sie, was eine Organentnahme bedeutet. Sie weiss ganz einfach, was sie erwartet.

Meine Kollegin kommt, und das erste, was ich höre, ist: «Macht ihr schon wieder so etwas Schreckliches?» Ich nicke: «Ja, wir machen schon wieder so etwas Schreckliches.»

Dann fragt sie nach dem Alter des Toten und ob ich irgend etwas über ihn wisse. Nein, ich weiss nichts über den Toten. Ich weiss nur, dass es kein Kind ist.

In der nächsten Zeit dreht sich das Gespräch um praktische Dinge. Ich zeige meiner Kollegin die Schränke, in denen sie die verschiedenen Einwegartikel findet, falls etwas unsteril werden sollte. Ich erkläre noch einmal, was wann mit der Perfusionslösung zu geschehen hat und wo Ersatz zu finden ist. Anschliessend richte ich die Instrumententische – schnell, systematisch, konzentriert. Ich sage meinem «Springer» (Kollegin, die vor und während einer Operation der «sterilen», instrumentierenden Schwester Sterilgut reicht), was ich noch brauche, und sie gibt es mir.

Wie aus heiterem Himmel kommt mir der Gedanke: «Und wenn es nun jemand ist, den du kennst?» Entsetzen packt mich, Angst steigt in mir hoch. «Nein, bloss das nicht!» Es ist vorbei mit der Konzentration. Meine Hände arbeiten automatisch weiter, während es in meinem Kopf tobt. «Wenn doch – was tust du? Weglaufen? Du bist allein. Du hast Dienst. Du kannst nicht weglaufen. Was machst du bloss?» Weglaufen kann ich nicht, und aushalten könnte ich es auch nicht. Mir kommen die Schwestern der Intensivstation in den Sinn. «Was sie wohl machen, wenn sie jemanden bekommen, den sie kennen, der ihnen nahesteht?» Ich beneide sie darum, dass sie pflegen können, während wir hier verletzen und ich mitmache. Nein, wir tun nichts für den Toten. Wir schneiden ihn auf, um ihm Teile seines Körpers wegzunehmen. Ich will es nicht tun, wenn mir der Tote nahesteht.

«Verdammt, was mache ich da? Ich muss mich konzentrieren!» Ich hämmere mir ein: «Konzentriere dich! Du hast zu funktionieren! Sonst nichts.» Plötzlich herrscht Ruhe in meinem Kopf. Die Angst und das Entsetzen sind weg. Was bleibt, ist eine ungeheure Anspannung. Wie lange geht das so? Sekunden? Minuten? Ich weiss es nicht. Auf meinen Tischen liegt alles bereit. Ein Blick auf die Uhr sagt mir, dass ein Pflegeteam gleich mit dem Toten kommen wird. Ich fange an, das sterile Eis zu zerklopfen. Da höre ich sie kommen.

Sie fahren in den Einleitungsraum, wo der Tote auf den Operationstisch gelagert wird. Meine Kollegin bitte ich, die Urologen anzurufen, um ihnen zu sagen, dass sie in den Operationssaal kommen können. Meine Spannung steigt, während die Geräusche des Umlagerns aus dem Einleitungsraum zu hören sind. Warten. Dann halte ich es nicht mehr aus und trete an die geöffnete Tür zum Einleitungsraum. Ein Blick genügt, um zu sehen, dass es ein Fremder ist. Beruhigt kehre ich zu meinen Tischen zurück. Ich habe nur wahrgenommen, dass es ein Fremder ist, doch das genügt mir.

Die Urologen sind mittlerweile eingetroffen. Auch von den Ärzten macht keiner diese Organentnahmen gerne. Jeder ist froh, wenn die Reihe nicht an ihm ist. Irgendwer muss es aber tun.

Der Tote wird in den Operationssaal gefahren. Er liegt auf dem Rücken und wird künstlich beatmet. Auf seinem Körper ein Gewirr von Schläuchen und Flaschen.

Um ihn herum Menschen, die ordnen, sortieren, entwirren. Nach einiger Zeit ist alles dort, wo es hingehört, und der Blick auf den Toten ist frei.

Er liegt da mit ausgebreiteten Armen. Mein Blick wandert von den Füssen über den Brustkorb, der sich immer noch hebt und senkt, zu seinem Gesicht. «Er ist ja so jung, so unglaublich jung! Warum hat er sterben müssen?» Und wieder fängt diese Maschinerie in meinem Kopf an: «Warum haben sie ihm nicht helfen können mit dieser ganzen Technik, mit ihrem Wissen? Haben sie versagt? Wer?» Ich weiss es nicht. Ich weiss nur: «Er liegt hier als toter Beweis dafür, dass nicht alles machbar ist, und zeigt uns die Grenzen dieser Medizin. Trotzdem lassen sie ihn noch immer nicht in Ruhe – selbst als Toten nicht. Nein, hier wird mit allen Mitteln gekämpft – nicht um den Menschen, der hier liegt, sondern um Teile seines Körpers, die Fremden zugute kommen sollen. Fremden, die fern sind. Er aber ist so nah, so wehrlos ausgeliefert.»

Ich spüre, wie Traurigkeit mich ergreift, sich in meiner Kehle als Kloss festsetzt und mir die Tränen in die Augen treibt. «Keine Tränen! Nur keine Tränen! Tränen sind unsteril.» Die Panik verdrängt die Traurigkeit. Hier ist kein Platz für Tränen. Doch wie hält man Tränen zurück? Ich konzentriere mich ganz darauf, atme tief ein und ziehe so die Tränen in mich hinein. Dann schlucken, schlucken, bis auch der Kloss hinuntergewürgt ist und wie ein Stück Blei im Magen liegt.

Der Operateur betritt den Operationssaal und ersucht um Akteneinsicht. Er geht an dem Narkose- und Beatmungsgerät vorbei zum Anästhesisten und lässt sich von ihm die Unterlagen zeigen. Die Einwilligung der Verwandten zur Entnahme liegt vor; ferner die Dokumente, die nachweisen, dass der Hirntod festgestellt worden ist. «Alles in Ordnung. Wir können beginnen», lautet der Kommentar des Operateurs. Das ist klar und deutlich. Es wirkt beruhigend. Daraufhin rasiert der Pfleger den Toten, während ich dem Oberarzt und dem Assistenzarzt die Kittel reiche und ihnen die Handschuhe anziehe. Der zweite Assistenzarzt wartet darauf, mit der Desinfektion der Haut beginnen zu können. Warten.

Noch immer weiss ich nicht, aus welchem Land, aus welcher Stadt das Team für die Herzentnahme kommt; welche Sprache die Teammitglieder sprechen, welche Instrumente sie bevorzugen, ob sie ihre eigenen Instrumente mitbringen oder ob sie mit meinem vorbereiteten Instrumentarium zurechtkommen werden. Die Ungewissheit macht mich nervös.

Der zweite Assistenzarzt beginnt mit der Hautdesinfektion. Plötzlich bewegt sich der Arm des Toten. Ein kurzes Anheben des Unterarmes nur und der Hand, dann sinkt der Arm zurück. Ich starre den Toten an, während es mir eiskalt den Rücken hinunterläuft. «Der hat sich bewegt!» Irgend jemand spricht es auch noch aus, leise, fast flüsternd – aber es gräbt sich ein.

«Warum hat er sich bewegt?» «Spinaler Reflex» – die Worte kommen ruhig, sicher, fast gelangweilt vom Anästhesisten.

Ja, spinaler Reflex. Das gibt es bei Hirntoten. Aber woher weiss er denn, dass das gerade ein spinaler Reflex war? Das sah so lebendig, so natürlich aus. Da ist sie wieder, die Angst. Und plötzlich stelle ich alles in Frage: «Wie sicher ist diese Hirntodfeststellung? Konnte nicht doch irgendwo irgend etwas übersehen worden sein?» Mein Gehirn produziert in Bruchteilen von Sekunden Möglichkeiten nach dem Muster «Was wäre, wenn...?». Dann fange ich an, nach Zeichen des Todes an diesem Menschen zu suchen. Nichts, ich finde keine. Er liegt da wie die Lebenden, die hier intubiert und narkotisiert in den Saal gefahren werden. Sein Brustkorb hebt und senkt sich genauso, und sein rhythmischer Herzschlag ist laut und deutlich über den Herzfrequenzmonitor zu hören. Was ich sehe, ist sein lebender Körper. Das tote Gehirn sehe ich nicht. «Natürlich, das ist normal», sage ich mir. Mein Verstand ruft mich zur Ordnung. «Es ist bei hirntoten Patienten normal, dass der Körper lebt, aber das Gehirn tot ist. Du weisst doch: das Verfahren ist doppelt und dreifach abgesichert. Also warum diese Aufregung? Warum suchst du, wo es nichts zu suchen gibt? Sie haben es festgestellt. Doch wer? Ich weiss nicht, wer. Irgend jemand hat irgendwann festgestellt, dass er tot ist. Ich muss es glauben.» Es fällt mir schwer, das einfach hinzunehmen, ihnen zu vertrauen. Ich klammere mich an den Gedanken: «Lass ihn tot sein! Lass keinen einzigen einen Fehler gemacht, irgend etwas übersehen haben!»

Ich will dieses zwitterhafte Wesen, das zur gleichen Zeit tot und lebendig ist, nicht mehr sehen. Ich will mich nicht mehr damit auseinandersetzen. Und so bin ich froh, mit dem sterilen Abdecken des Toten beginnen zu können. Mit jedem Tuch, das ich über ihn lege, schiebe ich ihn weiter von mir weg, verdränge. Was bleibt, ist ein Fragment – der Bereich, an dem wir arbeiten werden. Ich gruppiere meine Tische. Alle Geräte werden angeschlossen, die Operationslampen eingestellt. Wir können beginnen.

Ein Blick auf die Uhr: es ist kurz vor zweiundzwanzig Uhr. Bald Schichtwechsel für meine Kollegin. Für mich nicht. Ich habe Rufbereitschaft. Welche Kollegin wird mir dann helfen? Wieder diese Ungewissheit, Spannung, Nervosität.

«Messer», murmelt der Operateur. Ich habe keine Zeit, über den Schichtwechsel und seine Folgen nachzudenken. Der Operateur setzt das Messer zwei Fingerbreit unterhalb des Brustbeins an, und es gräbt sich ein, zerschneidet, zerteilt – auf der Mittellinie eine gerade, klaffende, blutende Wunde hinterlassend, die um den Nabel einen Bogen macht, danach weiter gerade verläuft, um kurz vor dem Schambein zu enden.

Blutstillung. Danach wird mit dem elektrischen Messer tiefer geschnitten, alle Schichten werden durchtrennt. «Bauchtuch – Messer» – und wieder zerschneidet es, zerteilt. Diesmal jedoch von der Mittellinie ausgehend, auf der linken Seite zum Beckenkamm ziehend. Wieder Blutstillung. Dann wieder die Durchtrennung aller Schichten mit dem elektrischen Messer. Der spitzwinkelige Bauchdeckenlappen, der durch diese Schnittführung entstanden ist, wird nach aussen geklappt und mit einer Klemme fixiert. Noch einmal wiederholt sich das Schneiden auf der anderen Seite und endet mit dem Fixieren des Bauchdeckenlappens.

Nun liegt er da, mit einer riesigen Wundhöhle, und bietet uns seine Bauchorgane dar. Nie würden sie einen Lebenden so verletzen! Das ist es: diese riesige Wunde, diese unermesslich grosse Verletzung, die dies so schrecklich sein lässt. Und mir fallen die Menschen ein, die ihre Narben vorzeigen: «Seht her! So sehr haben sie mich verletzt. Das haben sie mir angetan. Das habe ich alles schon ertragen müssen.» Ja, ich weiss, er muss es nicht ertragen. Er wird keinem seine Verwundung zeigen. Sie wird auch nicht heilen. Er ist tot.

«Tschüss» – Schichtwechsel, meine Kollegin verabschiedet sich.

«Tschüss, vielen Dank!» Wer hat sie abgelöst? Ich sehe die Ablösung. Es ist eine jüngere Kollegin. Während ich überlege, ob ich sie schon einmal bei einer Organentnahme erlebt habe, kommt sie in die Nähe meiner Tische und flüstert mir zu: «Ich war bei so einer Operation noch nie dabei. Sag mir, was ich zu tun habe!» Ich nicke ihr zu: «Mache ich.» Zwischen dem Anreichen der Instrumente erkläre ich meiner Kollegin das Nötigste.

Die Ärzte haben den absteigenden Dickdarm beweglich gemacht und sind nun dabei, die Harnleiter aufzusuchen und aus ihrer Umgebung zu lösen. Sie unterhalten sich dabei halblaut über Behandlungsschemata verschiedener Patienten, über die neuesten Ereignisse in der Klinik. Die beiden Harnleiter sind freipräpariert, und nun wird das Dünndarmgekröse durchtrennt.

«Overholt (Klemme) – Overholt – Schere – Ligatur (Faden zum Unterbinden eines blutenden Gefässes) – Ligatur – Schere – Tupfer» – sorgfältig wird durchtrennt, unterbunden, immer wieder, bis der Dünndarm schliesslich nach oben geschoben werden kann. Eingehüllt in grosse Bauchtücher, wird er so vom zweiten Assistenten gehalten.

Jetzt kommt man gut an die Aorta und die untere Hohlvene heran. Auch sie müssen sorgfältig freigelegt werden. Während der Präparation an diesen Gefässen wird kaum noch gesprochen. Es wird ruhig, konzentriert gearbeitet. Anders als manche vielleicht glauben, werden die Organe nicht einfach herausgerissen. Nein, so ist es nicht! Es ist eine sehr grosse Operation, und es wird auch gearbeitet wie bei einer Operation an einem lebenden Patienten.

Die Organe, die entnommen werden sollen, und die Gefässe, die diese versorgen, müssen sorgfältig aus ihrer Umgebung gelöst werden, ohne dass sie dabei beschädigt werden. Richtig ist sicher, dass nicht auf alle Strukturen so geachtet werden muss wie bei Lebenden, weil sie danach keine Funktion mehr haben werden. Aber es wird hier, ebenso wie bei Operationen an Lebenden, auf übersichtliche und sorgfältige Arbeitsweise geachtet.

Die Aorta ist nun freipräpariert und wird mit zwei Bändern unterfahren und angeschlungen.

«Pinzette – Schere» – die Präparation der Hohlvene beginnt. Jetzt müsste das Operationsteam für die Herzentnahme eintreffen. Ich lasse mir noch einmal steriles Eis geben und zerklopfe es, um es so zerkleinert in die vorbereiteten Schüsseln zu geben; zwischendurch muss ich immer wieder verschiedene Instrumente anreichen.

Die Tür öffnet sich, und der Transplantationskoordinator kommt mit dem Operationsteam für die Herzentnahme herein: «Guten Abend.» «Guten Abend. Das nennt man Timing! Sie kommen genau richtig. Wir sind gleich soweit.»

Ja, das klappt heute wirklich. Keine Wartezeiten. Das ist nicht immer so. Der Aussprache nach zu urteilen kommt das Team aus Süddeutschland. Es wird also keine Sprachprobleme geben. Wie beruhigend für mich. Das Team besteht aus drei Männern. Sie scheinen zum ersten Mal hier zu sein. Wer ist Arzt, wer Pfleger? Ich frage einen von ihnen. Nein, einen Pfleger haben sie nicht mitgebracht. Personalmangel.

Während zwei von ihnen sich die Hände desinfizieren, bringt der dritte die Kühlbox und einen Koffer in den Operationssaal. Meine Kollegin bitte ich nun, die Kanister mit der vorbereiteten Perfusionslösung aufzuhängen. In der Zwischenzeit reicht mir einer der Herzchirurgen das Spülsystem und die Verpackungsutensilien für das Herz. Nachdem die Kanister hängen, schliesst meine Kollegin das Spülsystem für die Nierenperfusion an. Dann bringe ich den Katheter an und entlüfte das System. In der Zwischenzeit füllt meine Kollegin kalte, sterile Kochsalzlösung in die Schüsseln mit dem Eis. Somit ist alles für die Spülung bereit. Nun ist auch die untere Hohlvene mit zwei Bändern unterfahren und angeschlungen.

Die Herzchirurgen sind mit der Desinfektion ihrer Hände fertig und sind dabei, die sterilen Kittel anzuziehen. Schliesslich beantwortet der Herzchirurg meine wiederholt gestellte Frage, ob er mit dem vorbereiteten Instrumentarium zurechtkomme. Sein Blick streift die Instrumente. Wo denn die Säge sei, die würde er vermissen.

Nein, eine Säge haben wir nicht. Wir haben nur einen Sternummeissel und einen Hammer. Die will er nicht haben. Sein Kollege holt aus einem Koffer ein Instrumentensieb, packt es aus und reicht es mir. Mit dem restlichen Instrumentarium und Nahtmaterial kommt er zurecht. Die Herzchirurgen sind fertig angezogen und treten an den Operationstisch. Dort wird es jetzt eng.

Kaum habe ich das Instrumentensieb geöffnet, da verlangt der Herzchirurg das Messer. Sein Assistent wünscht Pinzette und Tupfer. Als ich mich wieder dem Sieb zuwende, sehe ich, dass die Säge – ein mir unbekanntes Fabrikat – erst zusammengesetzt werden muss. Solche «kleinen Überraschungen» können eine Instrumentierende ganz schön ins Schwitzen bringen. Nach mehreren Versuchen gelingt es mir, die Säge zusammenzusetzen. Da wird sie auch schon verlangt.

Das Brustbein wird der Länge nach mit der Säge durchtrennt. Danach wird ein Sperrer eingesetzt, der den Brustkorb aufdehnt und so Raum schafft, um an das Herz zu gelangen. Der Herzbeutel wird geöffnet – und da wird es sichtbar, das schlagende Herz eines Toten.

Die Anspannung am Tisch ist enorm. Die Operateure bitten den Anästhesisten, verschiedene Medikamente zu spritzen, und sprechen sich noch einmal ab. Dann ist es soweit. Jetzt könnte ich zwei Hände mehr gebrauchen.

«Messer – Katheter – Blocken – Perfusion – Perfusion läuft – Messer – Absaugekatheter – Absaugekatheter läuft» – und dann: «Vielen Dank, wir benötigen Sie nicht mehr.»

Das ist das Zeichen für den Anästhesisten, dass er das Beatmungsgerät abstellen kann. Eine weitere Kreislaufüberwachung ist nicht mehr nötig. Statt des Blutes fliesst nun die Perfusionslösung in die Organe, spült sie frei vom Blut des Toten und kühlt sie gleichzeitig ab. In den Bauchraum und in den Herzbeutel wird kalte Lösung gegeben, um eine möglichst schnelle Kühlung zu erreichen. Immer wieder gibt man kalte Lösung nach. Sie tritt blutig gefärbt über die Ränder, läuft an den Tüchern entlang auf den Boden und bildet dort Blutlachen.

Als ich das sehe, fällt mir ein, dass Situationen, in denen viel Blut fliesst, als bedrohlich und furchtbar empfunden werden. So mag auch hier diese blutgefärbte Lösung dazu beitragen, dass diese Operation als so schrecklich empfunden wird.

Die Organe sind blass und kalt. Der Herzchirurg durchtrennt die grossen Gefässe. Nun hält er das Herz in seinen Händen. Er bringt es zu einem vorbereiteten Tisch und beginnt mit dem Verpacken des Organs. Ich gebe den Herzchirurgen ihr Instrumentarium zurück. Schnell wird auch dieses verpackt. Sie bedanken sich, und wir wünschen ihnen einen guten Rückflug und viel Erfolg. Dann sind sie auch schon unterwegs.

Inzwischen hat sich der Augenarzt an den Kopf des Toten begeben und damit begonnen, die Augen zu entnehmen. Er braucht keine Assistenz und auch keine Schwester, die ihm instrumentiert. Meine Kollegin hat ihm einige Dinge gereicht, alles andere macht er alleine.

Die Nieren müssen noch aus ihrer Umgebung gelöst werden. Die Urologen haben bereits damit begonnen. Mittlerweile ist die Perfusion abgestellt worden, auch die Nieren sind blass und kalt.

Erst jetzt vermisse ich das Geräusch des schlagenden Herzens.

Am Tisch ist die Stimmung weniger gespannt. Plötzlich lautes Gelächter. Einer der Ärzte hat eine komische Begebenheit erzählt. Danach gehen flotte Sprüche hin und her. Als man sich schliesslich selbst zur Ordnung ruft, wird die Stimmung wieder ernster. Die Nieren sind freipräpariert, und die grossen Gefässe, die untere Hohlvene und die Aorta, werden durchtrennt. Danach werden die Nieren entnommen und in kalte Lösung gelegt.

Ich frage mich, bei wem wohl heute nacht das Telefon klingelt und wem man sagt: «Kommen Sie in die Klinik. Wir haben ein Organ für Sie.» Ich stelle mir vor, wie dieser Mensch, den Anruf kaum begreifend, seine Sachen packt, sich aufgeregt und mit gemischten Gefühlen auf den Weg in die Klinik macht.

Während an einem separaten Tisch die Feinpräparation der Nieren erfolgt, ist die Milz, die für die Gewebsbestimmung benötigt wird, entnommen worden. Inzwischen hat der Augenarzt mit den Augen den Operationssaal verlassen. Der Tote wird zugenäht. Wir säubern das Wundgebiet und verbinden den Toten. Dann werden die Tücher entfernt, und ich sehe diesen Toten wieder.

Jetzt ist er für mich tot. Er sieht aus wie ein Toter, er fühlt sich an wie ein Toter, und er riecht wie ein Toter. Es gibt nichts Zwitterhaftes mehr an ihm, nichts, das Zweifel aufkommen liesse. Er ist wieder eine Einheit. In mir liegt nichts mehr im Widerstreit. Es gibt nichts mehr, was verdrängt oder bekämpft werden muss. Als die Anspannung nachlässt, merke ich, wie empfindungslos, taub, ausgepumpt und leer ich bin. Mein Blick schweift über den Kopf des Toten, dessen Kinn schon von der Anästhesieschwester hochgebunden ist, verweilt auf dem Gesicht, das blass und fahl ist, prüft, sucht. Nein, es ist nicht entstellt. Man wird nicht merken, dass er keine Augen mehr hat. Seine Augenhöhlen sind so gefüllt worden, dass man es nicht mehr erkennen kann. Ich schaue nach, was noch alles getan werden muss. Nur das Fussband muss ich noch anbringen, sonst ist diesmal schon alles getan worden.

Er kann also ins Bett gelegt werden. Aber wie? Keiner ist mehr da. Mein Springer musste weg, um die schmutzigen Instrumente zu waschen. Die Ärzte haben bereits mit den Nieren den Operationssaal verlassen. Es ist immer so: Am Schluss bleibt die instrumentierende Schwester allein mit dem Toten, der noch auf dem Operationstisch liegt. Eben noch war kein Aufwand zu gross. Jetzt aber ist keiner mehr da, um mit mir den Toten umzulagern. Eine einfache menschliche Geste ohne viel Zeitaufwand. Diese Eile macht mich bitter. Ich rufe den Lagerungspfleger. Zu zweit ziehen wir den Toten ins Bett. Wer weiss schon, wie schwer Tote sein können?

Heute muss ich nicht einmal nach den Papieren suchen, alles liegt bereit, und ich kann den Toten dem Krankentransport übergeben.

Es ist nach Mitternacht. Jetzt habe ich das Bedürfnis, mich zu setzen, die Beine auszustrecken, zehn Minuten nichts zu tun und nichts denken zu müssen.

Ich verlasse den Operationssaal, um in den Aufenthaltsraum zu gehen. Da kommt mir ein Pfleger von der Wachstation entgegen: «Habt ihr schon wieder entnommen? Du bist ganz schön brutal. Ich könnt's nicht!» Er wirft dies so hin, im Vorbeigehen. Er merkt nicht, wie sehr mich das trifft. Entgeistert starre ich ihm hinterher. Ich höre solche Bemerkungen öfter, doch sie treffen mich jedesmal. Als ich mich setze und mir eine Zigarette anzünde, dröhnen seine Worte in meinem Kopf. Brutal soll ich sein! Was an mir ist brutal? Alles in mir wehrt sich gegen diese Äusserung. Ich will nicht brutal sein. Wer will das schon? Doch man wirft es mir immer wieder vor. Dann fallen mir Gespräche mit Transplantatempfängern ein: «Wir können überhaupt nicht verstehen, warum Schwestern mit diesen Toten Probleme haben. Das sind doch nur Tote, denen ohnehin nicht mehr zu helfen ist. An uns, die Kranken und Leidenden, müsst ihr denken! Über uns solltet ihr euch Gedanken machen! Ihr habt kein Gefühl für die, die leiden.»

Was ist richtig? Was ist falsch? Jetzt habe ich keine Zeit, darüber nachzudenken. Noch habe ich zu tun. Es gibt nichtbenutztes Material, das weggeräumt, und Schränke, die aufgefüllt werden müssen. Dann kann auch ich nach Hause gehen.

Wer glaubt, nun sei es vorbei, der irrt. Ich werde nach Hause gehen, mich schlafen legen, und dann werde ich im Traum noch einmal das Ganze erleben. Ich werde diesen Toten sehen, der erst sein eigenes, dann das Gesicht eines mir nahestehenden Menschen und schliesslich mein Gesicht tragen wird. Alles Verdrängte, Verschluckte, ein Hexenkessel voller Gefühle wird aufbrechen. Sie werden ihr grausames Spiel mit mir treiben – ungehindert, ungebremst, sich austoben bis zum Exzess. Erst danach wird diese Entnahme für mich vorbei sein. Was nun ist es, das Organentnahmen so schrecklich sein lässt? Warum sind sie so belastend?

Wo immer wir mit dem Tod konfrontiert werden, erschreckt er uns. Je jünger ein Mensch war, der gestorben ist, desto stärker sind wir betroffen. Plötzlich stehen wir der Problematik von Leben, Sterben und Tod wieder gegenüber. Immer wieder zwingt uns der Tod eines Menschen, uns mit dem Sinn des Lebens und des Sterbens auseinanderzusetzen.

Ein weiterer Grund für die seelische Belastung mag darin liegen, dass sich die Menschen einem Verstorbenen gegenüber üblicherweise anders verhalten als das medizinische Personal bei der Organentnahme. Normalerweise wird ein Toter gewaschen, gekämmt, eingekleidet und so aufgebahrt, um den Angehörigen das Abschiednehmen zu erleichtern. Wer kennt sie nicht, die Totenzimmer, die man fast auf Zehenspitzen betritt. Alles ist gedämpft. Kein lautes Wort. Kein lautes Schluchzen. Man wagt nicht einmal, tief zu atmen. Wir verharren vor dem Toten und halten Abstand. Wir betrachten ihn, aber vermeiden, ihn zu berühren. Es ist, als ob sich jeder bemühte, das Leben selbst von diesem Toten fernzuhalten.

Bei Organentnahmen aber «kommt» dieser Tote zu uns in den Operationssaal, in unsere tägliche Hektik – nicht wir zu ihm. Nichts wird von ihm ferngehalten. Wir halten keinen Abstand ein, verharren nicht vor ihm. Wir legen Hand an ihn.

Ein weiterer Aspekt, den man berücksichtigen muss, sind die Religionen, Kulturen und Philosophien, die uns prägen. Jede für sich beantwortet die Fragen «Was ist der Tod? Was ist nach dem Tod? Gibt es ein Leben nach dem Tod?» und weist dem Toten eine Bedeutung und eine bestimmte Behandlung seines Körpers zu. Es gibt zum Beispiel Religionen, bei denen die Toten unversehrt, so wie sie gestorben sind, bestattet werden sollen. Laut einer anderen Glaubensrichtung schwebt die Seele eines Toten sieben Tage über dem toten Leib, ehe sie in die Ewigkeit entschwindet. Man stelle sich vor, wie die Seele miterlebt, wie ihrem Körper Organe entnommen werden! Was die Seele wohl dazu sagen würde? So manch einem mag das absurd und lächerlich vorkommen. Aber dem, der daran glaubt und davon zutiefst überzeugt ist, wird eine solche Vorstellung unerträglich sein. Gleichgültig, woran jemand glaubt – der Glaube beeinflusst Denken, Handeln und Fühlen. Niemand hat das Recht, sich über den Glauben anderer lustig zu machen oder ihn als absurd abzutun. Wir müssen ihn akzeptieren als Teil seines Seins, wie sehr er sich auch von unserem Denken und unserem Glauben unterscheiden mag.

Demgegenüber steht das rein naturwissenschaftliche Denken. Damit glauben viele, die Welt, das Leben und das Sterben mit Fakten, Daten und Messungen verstehen zu können. Die Naturwissenschaft stellt das biologische Geschehen in den Vordergrund, und aus diesem Denken heraus glaubt sie, nach heutigen wissenschaftlichen Erkenntnissen nachweisen zu können, wann der biologische Tod eingetreten ist. Aber auch hier gibt es verschiedene Meinungen und Kritiker der einen oder anderen Lehre.

Ein nächster Punkt, der Ängste entstehen lässt, ist die Frage der menschlichen Unzulänglichkeit. Noch nie ist etwas von Menschen erdacht oder erschaffen worden, das nicht hätte versagen können. Kein System, kein Verfahren, keine Technik. Tschernobyl könnte man als Beispiel anführen. Ich möchte im Bereich der Klinik bleiben. Wer kennt sie nicht, die Schlagzeilen: «Klemme nach Operation im Bauch geblieben!», und die Reaktionen darauf: «Wie furchtbar! Wie hat so etwas nur geschehen können! So etwas dürfte doch gar nicht passieren! So etwas darf es doch gar nicht geben!» Und doch geschieht es immer wieder. Menschliches Versagen eines einzelnen oder einiger weniger. Furchtbar! Dieses Beispiel zeigt es. Doch um wieviel furchtbarer wäre ein solches Versagen bei der Hirntodfeststellung. Die Regeln stehen fest. Prüfen aber müssen Menschen – immer und immer wieder. Nur wenn jeder, der daran beteiligt ist, prüft und überprüft, kann man das Versagen im Bereich des Unwahrscheinlichen halten.

Im Zusammenhang mit der Frage der menschlichen Unzulänglichkeit muss auch die Frage des Missbrauchs angesprochen werden. Ich betone hier, dass Missbrauch in der Regel von einem einzelnen oder einigen wenigen begangen wird. Welche Formen des Missbrauchs sind vorstellbar? Jegliche Art des legalen und illegalen Handels mit Organen ist in meinen Augen Missbrauch – ob es sich nun um Organe von Lebenden oder Toten handelt. Solche Geschäfte werden mit den Ärmsten der Armen getätigt. Sie sind Realität in vielen Ländern der Dritten Welt. Aber nicht nur dort. Ich verweise auf die kommerziellen Organbanken in den USA. Selbst in unserem Land gibt es Menschen, die für solche Geschäfte werben und sie tätigen. Bislang haben sich Ärzte hierzulande nicht dazu bereitgefunden, diese gekauften oder zum Verkauf bestimmten Organe zu entnehmen. Darum findet die Organentnahme zum Zwecke des Verkaufs eines Organs im Ausland statt. Bei uns wird der Handel mit Organen strikt abgelehnt, so dass Missbrauch schwer möglich ist.

Es gibt jedoch auch andere Formen des Missbrauchs. Ein weiteres Beispiel soll dies verdeutlichen. Schon einmal habe ich darauf hingewiesen, dass der Glaube unser Denken, Fühlen und Handeln beeinflusst. Für jemanden, der sich ganz dem naturwissenschaftlichen Erforschen von Dingen verschrieben hat und den Leib eines Toten als Materie begreift, kann ein Toter als Forschungsobjekt sehr reizvoll sein. Das ist an sich kein Missbrauch, wird es aber dann, wenn die Einwilligung für solches Forschen nicht vorliegt oder wenn gesetzliche Regelungen dies verbieten. Die Geschichte zeigt, dass Missbrauch auch in diesem Bereich betrieben wurde. Als Beispiel dazu möchte ich anführen, dass Tote heimlich vom Friedhof geholt wurden, obwohl diese Tat als Leichenschändung geahndet wurde. Und doch gab es solche, die sich diese Toten bringen liessen, um an ihnen zu forschen.

Um wieviel verlockender als einen Toten aus dem Grab zu holen mag ein Toter auf einem Operationstisch für manchen sein, der diesen Forscherdrang verspürt? Da die Voraussetzungen für eine Organentnahme in der

Bundesrepublik Deutschland nicht durch Gesetze geregelt werden, wird um die Einwilligung der Verwandten des Spenders nachgesucht. «Organentnahme zum Zweck der Transplantation» steht auf der Einwilligung, und die Organe sind namentlich aufgeführt. Deshalb kann angenommen werden, dass Gewebsentnahmen für Forschungszwecke nicht gestattet sind, das heisst, Missbrauch bedeuten würden. Missbraucht würde zum einen der Tote, zum anderen das Vertrauen derer, die ihre Einwilligung zur Organentnahme zum Zweck einer Transplantation gegeben haben.

Deshalb muss jeder, der sich an einer Organentnahme beteiligt, prüfen, ob ein Missbrauch vorliegt, und gegebenenfalls seine Zweifel äussern. Nur so kann der Missbrauch im Bereich des Unwahrscheinlichen gehalten werden.

Ist es vertretbar, dass Organe entnommen werden, solange die letzten Unsicherheiten nicht ausgeräumt sind und menschliche Unzulänglichkeiten derart fatale Auswirkungen haben können? Und können die letzten Unsicherheiten und die menschlichen Unzulänglichkeiten überhaupt ausgeräumt werden? Jeder muss selbst entscheiden, ob er unter diesen Gesichtspunkten Organentnahmen für vertretbar hält.

Wer die Verpflanzung von Organen befürwortet, muss sich bewusst sein, dass er damit genauso die Entnahme von Organen befürwortet. Entnahme und Transplantation sind untrennbar miteinander verbunden. Eine Entnahme würde nie ohne anschliessende Transplantation stattfinden, und keine Transplantation könnte ohne vorherige Entnahme durchgeführt werden. Nur solange

Menschen bereit sind zu geben, können andere Menschen nehmen. Die Organe, die gespendet werden, sind Geschenke von unermesslichem Wert, nicht abrechenbar, nicht ausdrückbar in Mark und Pfennig. Geschenke können nicht gefordert, nicht eingeklagt, nicht staatlich angeordnet werden. Keiner hat ein Recht auf das Organ eines anderen Menschen – selbst dann nicht, wenn das Fehlen dieses Organs den eigenen Tod bedeutet.

Wie sehe ich mich und mein Handeln bei diesen Organentnahmen? Woran auch immer man sich beteiligt, was immer man auch tut – dafür ist man verantwortlich. Kein Mensch kann die Verantwortung für das Handeln eines anderen übernehmen, und keiner kann handeln, ohne die Verantwortung dafür zu tragen. Ich bin bereit, die Verantwortung für mein Handeln zu tragen – für Gutes wie für Schlechtes. Für Schlechtes, falls ich mich schuldig gemacht haben sollte, weil ich mich an diesen Organentnahmen trotz meiner Zweifel und meiner Ungewissheit beteiligt habe. Für Gutes, weil dank dieser Organentnahmen Menschen wieder sehen können, andere ohne an eine Maschine angekettet zu sein leben können und andere überhaupt leben können.

Wer es sich zutraut, nehme die Verantwortung für das eine wie für das andere, lege sie auf eine Waagschale und prüfe, welche schwerer wiegt.

Organexplantationen

Doris Möller

Während meiner Ausbildung, die mehr als zehn Jahre
zurückliegt, wurde ich nur unzulänglich auf den Umgang
mit schwerkranken und sterbenden Patienten vorbereitet; das ist vielen Kolleginnen und Kollegen sicher ähnlich ergangen.

Mit der Praxis kam die Erfahrung – und die Einsicht
in die Unzulänglichkeiten. Die Hochleistungs- und Ap-
paratemedizin nahm immer mehr zu, ebenso die Kran-
kenhausbürokratie. Die «Verwaltung» der Patienten
dauerte immer länger, entsprechend weniger Zeit blieb
für die persönliche Zuwendung.

Ständig wachsende Unzufriedenheit und ein grösser
werdender Teil, den ich im Privatleben verarbeiten musste, waren für mich die Folge.

Um dieser Misere zu entkommen, aber auch um einmal eine andere Seite meines Berufes kennenzulernen,
entschloss ich mich, meine Arbeit zu wechseln. Ich begann als Operationsschwester zu arbeiten. Ich sah das als
Alternative für mich, da man bei dieser Arbeit die Patienten in der Regel nur kurz sieht, sie sozusagen anonymer
erlebt. Es fehlt der persönliche Kontakt, das nähere Ken-
nenlernen des Menschen und seines Umfeldes.

Ich nahm also vor einigen Jahren meine jetzige Tätigkeit in der zentralen Operationsabteilung des Klinikums
Steglitz/Berlin auf.

Es war mir bekannt, dass es im Klinikum das für West-Berlin zuständige Transplantationszentrum gibt und dass dort Nierentransplantationen durchgeführt werden. Was ich mir nicht bewusst gemacht hatte, war die Tatsache, dass die natürlich zu Transplantationen gehörenden Organentnahmen ebenfalls auf der urologischen Abteilung, auf der ich nun arbeitete, durchgeführt werden.

Ich war bis zu diesem Zeitpunkt mit der Organentnahme von hirntoten Patienten noch nicht konfrontiert worden. Das lag sicher nicht zuletzt daran, dass auch in unserem Beruf dieses Thema nahezu tabu ist.

Ich war selber froh, auf Kolleginnen zu treffen, die sich Zeit nahmen, mit mir über die für mich neue Arbeit zu sprechen.

Sie haben dabei den Mut gehabt, über ihre eigenen Gefühle und Ängste zu reden, ohne in mir dadurch neue Ängste zu wecken.

Besonders wichtig ist für mich gewesen, dass während der ersten Organentnahmen, bei denen ich instrumentierte, von Anfang bis Ende immer eine erfahrene Kollegin anwesend war und ich niemals alleingelassen wurde.

An dieser Stelle möchte ich kurz etwas zu dem in unserem Haus üblichen Arbeitsablauf sagen, da sich schon hieraus Probleme ergeben.

Im zentralen Operationsbereich wird im Dreischichtenbetrieb gearbeitet, wobei die meisten Kolleginnen und Kollegen im Frühdienst eingesetzt sind. Für den Spätdienst stellen die sechs «kleinen» Abteilungen fünf, die Chirurgie vier bzw. fünf Schwestern. Im Nachtdienst sind insgesamt fünf Kolleginnen anwesend. Die durch keinen Nachtdienst vertretenen Disziplinen haben einen Rufdienst, was auch für die urologische Abteilung derzeit noch zutrifft. Erst in Zukunft wird es uns wieder möglich sein, wenigstens alle zwei Wochen, im Wechsel mit einer anderen Abteilung, einen eigenen Nachtdienst einzurichten.

Das bedeutet, dass wir alle während des Spät- und Nachtdienstes auf gegenseitige Hilfe angewiesen sind. Da die Organentnahmen überwiegend in den Abend- und Nachtstunden stattfinden, heisst dies für unsere Abteilung, dass wir fast ausschliesslich mit «Fremdspringern» arbeiten. Ich erwähne das deshalb, weil Entnahmen für mich, auch nach der mittlerweile gewonnenen Routine, immer noch eine Extremsituation darstellen, die seelische Belastung und Anspannung also höher liegen als beispielsweise bei einer schwierigen Operation. (Eine Kollegin drückte das Gefühl einmal so aus: «Du stehst jedes Mal wieder unter Strom».) Dieser enorme Druck ist sicher emotional erklärbar, weil sich das Innerste sträubt, «so» mit einem toten Menschen umzugehen.

Es kommt also zu der persönlichen Stressituation auch noch der schon erwähnte Fremdspringer. Doch auch für die als Springer arbeitenden Kollegen und Kolleginnen ist die Situation nicht einfach: Abgesehen von der Tatsache, dass die Arbeitsbelastung für einen einzelnen Springer, besonders bei den immer häufiger und umfangreicher werdenden Multiorganentnahmen, extrem hoch liegt, kommt für ihn hinzu, dass er sich nur mehr oder weniger gut in der Abteilung auskennt. Probleme ergeben sich auch für die Kolleginnen, die vielleicht noch nicht häufig oder noch nie bei einer Entnahme dabeigewesen sind und deshalb verständlicherweise Ängste und

Skrupel haben, die sie überwinden müssen. Ich muss zugeben, dass manchmal die Stimmung des Operationsteams auf einen Aussenstehenden befremdend wirken kann. Es werden Witzchen gemacht, es wird gelacht und gealbert, jedermann scheint irgendwie überdreht, fast ein bisschen hysterisch. Ich möchte mich selber da auch nicht immer ausnehmen. Vermutlich handelt es sich bei solchen Reaktionen um einen Schutz- oder Kompensationsmechanismus, wie man ihn häufig in Extremsituationen antrifft. Ich habe in solchen Momenten ein schlechtes Gewissen und fühle mich den Kollegen/Kolleginnen gegenüber verantwortlich, insbesondere wenn ich merke, wie betroffen sie sind. Ich bin dann froh, wenn später etwas Zeit bleibt, um einige Dinge zu erklären oder Fragen zu beantworten.

Des weiteren gibt es äussere Faktoren, die ebenfalls von Bedeutung sind: Wann soll die Entnahme stattfinden? Habe ich genügend Zeit, alle Vorbereitungen in Ruhe zu treffen? Welche Organe sind zur Explantation freigegeben (denn danach richtet sich, welche Ärzte zusätzlich zu dem eigenen Team kommen werden)? Handelt es sich um ein Team, mit dem ich schon häufiger zusammengearbeitet habe, mit dem ich gute oder eventuell schlechte Erfahrungen gemacht habe (was dann zusätzlich belastend ist)?

Auf eine detaillierte Beschreibung einer Organentnahme möchte ich in meinem Bericht verzichten und lediglich einen kurzen Überblick über das Vorgehen bei einer solchen Operation vermitteln.

Der Organspender wird in der Regel schon vor der Explantation von Anästhesisten intensiv betreut und vorbereitet; die künstlich aufrechterhaltene Atmung und die Herz- und Kreislauffunktion werden auch während der Operation ständig überwacht, gegebenenfalls unterstützt.

Sobald die zur Organperfusion benötigten Lösungen angeschlossen werden bzw. laufen, heisst es: «Anästhesie kann abtreten.» Während vorher also alles getan wurde, um die Homöostase (Aufrechterhaltung des körpereigenen Milieus, Regelung des Herz-Kreislauf-Systems, der Atmung, Temperatur etc.) des Spenders möglichst aufrechtzuerhalten, setzt nun die Aktivität in anderer Richtung ein: der Spender wird extubiert, Zugänge werden entfernt, Geräte werden abgebaut und aus dem Operationssaal gefahren.

Beim Operationsteam scheint in dem Moment, wo die Perfusion läuft, etwas wie Erleichterung spürbar: wieder einmal geschafft. Sobald die Organe ausreichend perfundiert sind, geht alles Weitere ziemlich rasch; Organe absetzen, sie noch einmal auf Tauglichkeit hin ansehen, eventuell etwas präparieren, Organe eintüten und in die vorbereiteten Eiskisten verpacken – dann «auf Wiedersehen, schönen Dank, bis zum nächsten Mal».

Wenn der Spender versorgt ist, sind auch die eigenen Ärzte schnell verschwunden, und man findet sich mit der immer noch auf dem Operationstisch liegenden Leiche allein in einem Saal, in dem alles drunter und drüber steht, häufig ein unbeschreibliches Chaos herrscht.

Das ist für mich dann oft der Moment, in dem ich wieder anfange, klar zu denken, in dem ich erfahre, wer der Tote war. Für einige der Beteiligten schien er nicht mehr als ein Ersatzteillager Mensch zu sein.

«Wo bleibt das Recht dieser Toten auf ein würdevolles Sterben?», geht mir nach vielen Organentnahmen durch den Kopf. Gewiss, nach medizinischen Kriterien sind sie ja schon Stunden vorher auf der Intensivstation gestorben, der Todeszeitpunkt wurde durch diverse, vorgeschriebene Tests festgestellt, möglicherweise sogar durch eine Hirnangiographie gesichert. Ich habe trotzdem häufig Schuldgefühle einem Toten gegenüber, den ich nicht einmal kannte.

Wie schwer es sein kann, all die Eindrücke, die eine Organentnahme hinterlässt, zu verarbeiten, möchte ich anhand eines Beispiels schildern.

Während meines Spätdienstes arbeitete ich als Springer in der Neurochirugie. Das eigentliche Operationsprogramm war beendet, als die Nachricht kam, dass die Anästhesie mit einem Notfall unterwegs sei; es handle sich um einen «Fenstersturz», eine junge Frau mit einem subduralen Hämatom. Während wir alles für den Eingriff vorbereiteten, wurde die bereits intubierte Patientin in den Saal gefahren. Es wurde eine linksseitige Kraniotomie durchgeführt und eine Drucksonde gelegt. Schon im Verlauf des Eingriffs zeigte sich, dass die Patientin weite, lichtstarre Pupillen hatte. Einer der Anwesenden meinte lapidar: «Das könnte wieder eine Kandidatin zur Entnahme werden.»

Am folgenden Tag erfuhr ich bei Beginn meines Dienstes, dass für den Nachmittag eine Organentnahme anstand. Durch weiteres Nachfragen stellte sich heraus, dass es sich tatsächlich um die neurochirurgische Patientin vom Vortag handelte.

Was ich zu diesem Zeitpunkt noch nicht wusste, war die Tatsache, dass diese Entnahme meine bisher schnellste werden sollte. Innerhalb weniger Minuten wurde die Explantation unter «Reanimationsbedingungen» durchgeführt; es war uns dabei nicht einmal mehr möglich, die Spenderin vom Bett auf den Operationstisch umzulagern. Wir «funktionieren» aber offenbar einwandfrei, die entnommenen Nieren erweisen sich als transplantabel. Wenige Stunden später sollten wir die erste dieser so entnommenen Nieren transplantieren. Die Empfängerin (fast gleichaltrig wie die Spenderin) hatte mehrere Jahre auf ein passendes Spenderorgan gewartet.

Ich frage mich allerdings bis heute: Gibt es eigentlich eine Notfallentnahme, heiligt der Zweck jedes Mittel? Ich verstehe selber nicht, warum ich mich nicht geweigert habe, bei einer solchen Sache mitzumachen. Eine Entnahme um jeden Preis, bloss weil die Einwilligung vorliegt?

Es ist für mich manchmal schwer nachvollziehbar, auf welche Art und Weise Leben um jeden Preis erhalten wird. Wo fängt in der Medizin die Unantastbarkeit des menschlichen Lebens an oder, wie in diesem Falle, die des menschlichen Todes?

Organentnahmen sind für mich eigentlich nur deshalb zu akzeptieren, weil am Ende doch etwas Positives steht, die Hilfe für einen anderen Menschen.

Es ist sicher nicht nur für mich häufig schwer, über diese Seite meines Berufes im Privatleben zu sprechen; Freunden und Bekannten geht es auch so, viele denken negativ über das Thema «Organentnahme».

Hierzu tragen natürlich immer wieder durch die Medien gehende Meldungen bei, wie z. B. der Handel mit Organen, die Diskussion über die Nutzung von anenzephalen Kindern als Organspender, die unerlaubte Entnahme von Organen.

Solche Nachrichten lassen auch mich nicht unbeeindruckt. Ich empfinde es immer wieder als Manko, dass es in der Bundesrepublik keine gesetzliche Regelung über die Entnahme von Organen gibt, man sich lediglich auf den Ethikkodex der Ärzte und das Sektionsgesetz beruft. Ich befürchte, dass es auch bei uns in Zukunft Menschen geben könnte, die sich aus Karrierestreben oder finanziellen Gründen über die bestehenden Regelungen hinwegsetzen.

Um in Zukunft vielleicht besser mit einigen der Schwierigkeiten fertig zu werden, wünschte ich mir auch einmal Hilfe für das Pflegepersonal, beispielsweise von Seiten des Transplantationszentrums. Das sollte mehr sein als die Einladung zu den Transplantationskonferenzen (die wir auch erst bekommen, seitdem wir darum gebeten haben) oder der jeder Organentnahme folgende Bericht, in dem Daten und Todesursache des Spenders sowie die entnommenen Organe und deren Verbleib aufgeführt werden.

Ich denke dabei an Informationen über möglicherweise auch ausserhalb Berlins stattfindende Veranstaltungen zu dem gesamten Themenbereich, aber auch an eine in lockerer Reihe laufende Fortbildung in unserer Klinik. Hier könnten die zuständigen Personen vom Transplantationszentrum, Anästhesisten und Operateure teilnehmen. Ich glaube, dass hierbei sicherlich ein Teil der beim Pflegepersonal bestehenden Fragen beantwortet werden könnte. Möglicherweise sollten wir selbst die Initiative ergreifen und einen Arbeitskreis, der sich mit unserer Problematik beschäftigt, ins Leben rufen.

Erlebnisse einer Anästhesieschwester

Diane Jetschmann

Früher war Organtransplantation kein Thema für mich. Früher, das ist die Zeit, in der ich die Organspende noch nicht hautnah miterlebt habe, mich nicht beruflich damit auseinandersetzen musste. Damals war es meine feste Überzeugung, dass die Organspende grundsätzlich eine gute Sache sei. Jedem, der es hören wollte, gab ich meine eigene Bereitwilligkeit kund, im Falle eines tödlichen Unfalles meine Organe zur Verfügung zu stellen. Ich hatte keine Schwierigkeit dabei, da ich diese Meinung sehr abstrakt bildete. Ich war von dieser weitverbreiteten Grundstimmung in der Medizin angetan, die für sich in Anspruch nimmt, alles machen zu können. Immer mehr wird möglich, und alles Mögliche wird auch irgendwann gemacht. Dies gilt auch für die Transplantationsmedizin, die vorherige Organentnahmen notwendig macht. Ich glaubte, mit Blick auf den Empfänger, dass Organentnahmen eine gute Sache seien. Trotzdem besass ich keinen eigenen Organspendeausweis. Mit ihm hätte ich mich festlegen und mich mit meinem eigenen Tod auseinandersetzen müssen. So weit liess ich mich aber auf das Thema «Organspende» gar nicht ein. Es war meinerseits mehr eine pauschale Zustimmung, die weitgehend von der gängigen öffentlichen Meinung beeinflusst war.

Seitdem ich als Anästhesieschwester selbst mit an Organentnahmen, aber auch Transplantationen beteiligt bin, ist das Ganze konkret für mich geworden.

Ich kann mich noch gut daran erinnern, was ich empfand, als ich das erste Mal bei einer Organentnahme zugegen war. Ich war noch relativ neu in der Anästhesie und sollte einen Kollegen in einem Operationssaal ablösen, in dem eine Organentnahme stattfand. Es handelte sich um eine junge Frau, die bei einem Verkehrsunfall ihr Leben verloren hatte. Zum damaligen Zeitpunkt hatte ich mich noch nicht näher mit der Materie Hirntod befasst und ging neugierig, aber auch leicht ängstlich in die Situation hinein. Das Schockierendste damals war für mich das laufende EKG-Monitoring, das einen normalen Herzschlag zeigte. Die EKG-Aufzeichnung als Ausdruck des schlagenden Herzens setzte ich gefühlsmässig sofort mit «Leben» gleich. Obwohl ich wusste, dass bei dieser Frau das übergeordnete und wichtigere Organsystem Gehirn gestorben war, fiel es mir schwer, dies zu akzeptieren.

Aufgrund des künstlich aufrechterhaltenen Blutkreislaufs und der künstlichen Beatmung bleibt bei den Spendern die Haut solange rosig und warm, wie die Apparate laufen. Sind diese Toten nicht zu sehr von Unfallfolgen entstellt, könnte man meinen, es handele sich um einen narkotisierten, gesunden Patienten. Die Diskrepanz zwischen dem, was ich sah bzw. erfühlen konnte (Herzschlag, warme Haut), und dem, was ich im allgemeinen mit Tod assoziierte, machte mir damals schwer zu schaffen. Der Todesbegriff, den ich bis zu diesem Zeitpunkt aufgrund meiner Erfahrungen entwickelt hatte, kam ins Wanken. Während meiner Ausbildung zur Krankenschwester hatte ich gelernt, dass der Tod sicher anhand von Totenflecken, Totenstarre und Leichenfäulnis festgestellt werden kann. All diese Kriterien sind aber zum Zeitpunkt der Organspende noch nicht eingetreten. Auch das Sterben als Prozess hatte ich auf Stationen schon miterlebt, tote Menschen schon mehrmals gesehen und auch pflegerische Tätigkeiten an ihnen verrichtet. Aber den Tod im Zusammenhang mit einem schlagenden Herzen zu akzeptieren, das wollte mir nicht so recht gelingen. Ich fing an, mich mit den Themen «Hirntod» und «Organentnahme» auseinanderzusetzen.

Es leuchtete mir ein, dass ein Mensch mit unwiderruflichem Ausfall der Gehirnfunktion jegliche Selbstbestimmung/Selbstwahrnehmung für immer verloren hat und somit das Wesentliche des menschlichen Lebens. Der biologische Tod vollzieht sich in Etappen und lässt nicht alle Organsysteme gleichzeitig sterben. Im Gegensatz zum biologischen Tod ist aber beim Organspender die Zeit vom Eintritt des Hirntodes bis zum Erlöschen der Herzfunktion künstlich verlängert. Diese Zeitspanne kann sich dabei über viele Stunden erstrecken. Dies ist eine völlig unnatürliche Situation, die erst im Rahmen der Intensivmedizin geschaffen wird.

Da ich immer häufiger mit der Thematik «Hirntod» konfrontiert wurde, fielen mir auch mehr einzelne Aspekte dazu auf. Beispielsweise die Altersstruktur dieser Patientengruppe. Meist handelt es sich bei Organspendern um junge Menschen unter 40 Jahren, die z. B. durch einen Unfall aus dem Leben gerissen wurden. Daraus ergibt sich für mich ein Problem der Identifikation. Gedanken daran, dass es mich selbst genauso hätte treffen können, drängen sich immer wieder auf.

Das nächste Problem war die Tatsache, dass ich es immer häufiger erlebte, dass mehrere Organe bei einem Spender entnommen wurden. Sogenannte Multiorganentnahmen führten gerade anfangs zu vermehrter Hektik. Verschiedene Operationsteams müssen in einem solchen Fall die einzelnen Organe entnehmen; das Herz wird von einem herzchirurgischen Team entnommen, die Nieren von einem urologischen Team usw. Die Liste der transplantierbaren Organe scheint mir dabei immer länger zu werden: Nieren, Herz, Leber, Bauchspeicheldrüse, Lungen, Hornhaut der Augen, Gelenkanteile, Gehörknöchelchen, Haut usw.

Dieses Phänomen macht auf mich manchmal einen grotesken Eindruck. Da wird ein Mensch – überspitzt gesagt – in seine Bestandteile zerlegt, und wie in einer Reparaturwerkstatt wird alles Verwertbare einer neuen Einheit zugeführt. Wenn alles «Interessante» entnommen worden ist, bleibt der Rest fein säuberlich wieder zugenäht zurück, und die Apparate können abgestellt werden. Der Leichnam ist innerhalb kürzester Zeit als solcher zu erkennen, und es ist nun meine Aufgabe, ihn für die Pathologie herzurichten. Gemeinsam mit der urologischen Operationsschwester ziehe ich einen Teil der zuvor gelegten Katheter und Drainagen aus dem toten Körper heraus. Die Haut muss von den gröbsten Spuren (Blutresten usw.) abgewaschen werden. Das Kinn binde ich mit einer Binde hoch und fixiere es damit am Oberkiefer. Die Augen verschliesse ich mit feuchten Kompressen. Der Leichnam wird nun vom Operationstisch wieder ins Bett gelegt und mit den entsprechenden Begleitpapieren dem Transportdienst übergeben. Dieser letzte

Teil, die Versorgung des Toten nach erfolgter Organentnahme, ist meist ein sehr einsames «Geschäft». Die Ärzte
haben in den meisten Fällen den Operationssaal schon
verlassen. Die betriebsame Hektik während der Entnahme ist einer nachdenklichen Stille gewichen. Zum
Schluss verbleiben mir noch Aufräumarbeiten, während
derer ich meinen Gedanken nachhänge.

An dieser Stelle frage ich mich oft, ob es ethisch richtig
ist, derart manipulierend in den Sterbeprozess einzugrei-
fen, ob nicht der Spender ein Recht darauf hat, als ganzes
Individuum und nicht nur aufgegliedert in seine Organsysteme gesehen zu werden. Konsequent zu Ende gedacht, würde dies Organentnahmen verbieten. Demgegenüber steht der nicht zu überschätzende Nutzen für
den potentiellen Organempfänger. Während einer Wei-
terbildung war ich vorübergehend auch auf einer Dialy-
sestation eingesetzt. Die dortigen Patienten waren haupt-
sächlich chronische Hämodialyse-Patienten, die sich
zwei- bis dreimal pro Woche für vier bis fünf Stunden
einer Blutwäsche unterziehen mussten. Allein die zeitli-
che Dimension dieser Massnahme lässt ahnen, wie ein-
schneidend diese Therapie in die Lebensumstände des
Betroffenen eingreift. Hinzu kommen Trinkmengenbe-
schränkungen, Diätvorschriften, Schmerzen bei der je-
weils notwendigen Punktion des Shunts (arteriell/venö-
ser Kurzschluss meist am Unterarm, über den die Blutwäsche vorgenommen wird). Ausserdem müssen sich
diese Patienten relativ häufig Operationen unterziehen,
in denen z.B. ein neuer Shunt angelegt wird oder aber
defekte Shunts operativ wieder funktionstüchtig gemacht werden. Insgesamt stellte sich mir dieses Schicksal

als sehr leidvoll dar. So ist es auch verständlich, dass diese Patienten aufgrund ihres eingeschränkten Lebens voll Hoffnung auf ein Spenderorgan warten.

Als Anästhesieschwester sehe ich nun diese Patienten wieder, wenn sie auf unserer Abteilung ihre neuen Nieren transplantiert bekommen. Kaum jemand wird in diesem Moment noch an den gestorbenen Organspender denken. Gleichwohl gehört das eine zum anderen. Noch drastischer stellt sich die Organspende bei Herz oder Leber dar. In diesen Fällen wird der Organempfänger durch die Transplantation unmittelbar aus Lebensgefahr errettet, ein Weiterleben erst ermöglicht. Angesichts dieser Hoffnung und Not auf Seiten der Empfänger fällt es mir schwer, die Tatsache der Organspende isoliert negativ zu bewerten.

Ich denke, es sind die eigenen unverarbeiteten Todesängste, die mir während einer Organspende ins Bewusstsein dringen und eine unspezifische Unsicherheit in bezug auf das eigene Leben auslösen. Es gibt viele Mechanismen, um diese Gefühle zu verdrängen. Ich persönlich neige dazu, mich rational auf das in der Situation medizinisch-technisch Notwendige zu konzentrieren. Andere Kollegen neigen vielleicht zu Sarkasmus, oberflächlichem «Darüber-Hinweggehen» oder zu tiefen Gefühlsausbrüchen, die eine weitere Mitarbeit unmöglich machen.

Einmal bekamen wir in die Notaufnahme eine junge Frau Anfang zwanzig, die bei einem Verkehrsunfall aus dem Auto geschleudert worden war. Sie hatte ein schweres Schädelhirntrauma erlitten. Schon in der Notaufnahme zeichnete sich ab, dass sie keine Überlebenschance hatte und aufgrund ihrer Jugend möglicherweise als Organspenderin in Frage käme. Die Frau war nach gängigen Vorstellungen sehr schön, ihr Körper weitgehend unverletzt geblieben. Beim Entkleiden fanden wir neben sonstigem Schmuck auch ein goldenes Bauchkettchen. Gerade dieses Bauchkettchen drückte für mich damals die jugendliche Frische, das Lebendige bei dieser Schwerstverletzten aus. Das zu erwartende Schicksal stand im krassen Gegensatz dazu. In solchen Augenblikken aktualisieren sich bei mir Fragen nach dem Sinn des Lebens, der Sinnlosigkeit eines solchen Unfalls.

Bei der jungen Frau wurde dann später tatsächlich eine Organentnahme durchgeführt. Zufällig traf es sich so, dass ich bei dieser Organentnahme anwesend war. Die Eltern hatten der Organentnahme zugestimmt. Sie taten es, da die Tochter einen Organspendeausweis besass. Dies war eine Hilfe für mich, da ich wusste, dass die Spenderin selbst positiv zur Organspende eingestellt war.

Obwohl ich durch meinen Beruf stets aufs neue mit dem Thema konfrontiert werde, fällt es mir schwer, eine eindeutige Position pro oder kontra Organspende zu beziehen. Wie ich es auch betrachte, es bleiben immer Fragen offen.

In welchem Umfang ist das Anästhesiepflegepersonal an Organentnahmen beteiligt?

Brigitte Putz

Ich bin Anästhesieschwester und höre immer wieder die Frage: «Was habt ihr denn schon mit Organspendern und Organentnahmen zu tun?»

Die Kollegen von der Intensivstation sagen: «Wir kennen und pflegen die Patienten über längere Zeit. Ihr seid nur kurze Zeit mit dem Organspender beschäftigt. Ihr könnt doch keinerlei Beziehung zu ihm aufbauen.»

Die Operationsschwestern sagen: «Wir müssen bei der Organentnahme instrumentieren, anschliessend die Leiche versorgen und den Transport organisieren, während ihr schon zum nächsten Patienten geht. Wir sind doch viel mehr belastet als ihr.»

Mein Beitrag soll zeigen, dass wir mehr mit Organspendern und Organentnahmen zu tun haben, als es auf den ersten Blick möglich erscheint.

Während noch vor acht Jahren die Organspende nur die Entnahme der Nieren bedeutete, werden heute oft Multiorganentnahmen durchgeführt. Ob Organe, Gefässe, Gewebe oder Knochen, ob körpereigene oder körperfremde Materialien – beinahe alles kann heute transplantiert und implantiert werden. Der medizinisch-technische Aufwand ist entsprechend grösser geworden. Gefässersatz aus Kunststoff und Katheter können schon

Neugeborenen implantiert werden. Herzschrittmacher jeder Art, Insulin- und Schmerzpumpen, Medikamentendepots im Körper, Dialyse-Shunts- und Bypassoperationen sind selbstverständlich geworden. Durch venenschonende Implantate ist eine intravenöse Ernährung über Jahre möglich. Auch die Funktion von Herz, Leber und Lunge kann über einen begrenzten Zeitraum, die der Nieren über viele Jahre maschinell unterstützt oder übernommen werden.

Doch genau wie bei Blut- und Blutbestandteilen müssen die (meisten) Organe und Gewebe von Menschen für Menschen gespendet werden. Deshalb werden Organspender gesucht und geworben.

In Arztpraxen, über Gesundheitsämter, Krankenhäuser oder Dialyse-Zentren kann jedermann einen Organspendeausweis anfordern. Darin wird die Zustimmung zur Organentnahme erklärt und durch die eigene Unterschrift bestätigt. Diese Erklärung bedeutet für Familienangehörige und die behandelnden Ärzte eine grosse Erleichterung. Ohne Organspendeausweis und gegen den Willen der Angehörigen wird kein Organ entnommen.

In besonderen Fällen muss auch noch der zuständige Staatsanwalt seine Zustimmung zur Organentnahme geben. Dies ist z. B. nötig, wenn bei ungeklärter Todesursache die Leiche beschlagnahmt wird, oder bei Patienten, die weder einen Organspendeausweis noch Angehörige haben; auch bei unbekannten Toten ist dies der Fall. Die Zustimmung erfolgt in der Regel problemlos.

An bestimmte Organe, wie z. B. Herz, Lunge, Leber und Bauchspeicheldrüse, werden sehr strenge Massstäbe gesetzt, denn geschädigte Organe gefährden den Empfänger aufs äusserste. Das Alter des Organspenders ist nicht entscheidend. Es gibt weder nach oben noch nach unten eine Altersgrenze. Sensationelle Meldungen aus Amerika berichten von Neugeborenen und Säuglingen als Organspender. Organentnahmen bei Kindern sind jedoch eine Qual für alle Beteiligten.

Bei Vorliegen des Hirntodes wird der Transplantationskoordinator benachrichtigt. Er oder der Stationsarzt der Intensivstation muss mit den Familienanghörigen sprechen und ihre Einwilligung zur Organentnahme erlangen. Von Eltern, Ehegatten oder Kindern kann jedoch meist nur schwer akzeptiert werden, dass der Tod unmittelbar bevorsteht oder der Hirntod bereits eingetreten ist. Sie sehen ihren Angehörigen doch mehr oder weniger unversehrt, gepflegt, gewaschen, gesalbt, rosig, rasiert, beatmet, an viele lebensverlängernde Geräte angeschlossen im Intensivbett liegen. Monitore zeigen unvermindert EKG- und Druckkurven.

Ein möglicher Spender wird an Eurotransplant gemeldet. Für eine Transplantation müssen nicht nur Blut und Gewebe von Spender und Empfänger übereinstimmen, sondern häufig auch Grösse und Gewicht des entsprechenden Organs. Nach Dringlichkeit wird nun ein Empfänger bestimmt.

Im folgenden möchte ich die drei häufigsten Situationen schildern, in denen wir einen Organspender das erste Mal sehen, und auch auf Arbeitsabläufe bei Organentnahmen eingehen.

Ein Teil der Organspender wird zur Organentnahme aus anderen Krankenhäusern zu uns gebracht. Der Transplantationskoordinator organisiert und begleitet diese Transporte im Rettungs- oder Notarztwagen. Kommt der Transport unter Umgehung der Aufnahmeabteilung und der Intensivstation direkt in den Operationssaal, ergeben sich leicht Probleme. In aller Eile muss jemand den Saal vorbereiten, andere den Spender übernehmen und auf den Operationstisch umlagern. Die Sanitäter warten inzwischen auf ihre Geräte (Monitor, Beatmungsgerät und Perfusoren), ohne die sie nicht wieder abfahren können. Die mitgebrachten Unterlagen müssen überprüft werden. Da diese externen Organspender nicht im Haus angemeldet sind, müssen noch Papiere beantragt werden, damit die Pathologie die Leiche abnimmt.

Bedeutend unkomplizierter ist die Übernahme eines Organspenders von unserer eigenen Intensivstation, die unmittelbar neben dem Operationstrakt liegt. Die Papiere sind vorbereitet und geordnet. Sie können vorher eingesehen werden. Die Transporteinheit bleibt während der Entnahme zur Beatmung und Überwachung angeschlossen. Die Wege sind kurz. Schwierig bleibt die Umlagerung auf den Operationstisch.

Zur dritten Spendergruppe gehören diejenigen Patienten, die im Verlauf ihres Klinikaufenthalts zu Organspendern werden. Der Code-Ruf «Anästhesie dringend in die Erste Hilfe» steht meist am Anfang. Dies bedeutet, dass ein schwerverletzter Patient eingeliefert wird.

Nach der Erstversorgung und der umfangreichen Diagnostik durch Ärzte der verschiedenen Fachabteilungen bringen wir die Patienten in den Operationssaal oder auf die Intensivstation. Oft sind wir stundenlang mit einem Patienten beschäftigt.

Während der nächsten Stunden und Tage sind häufig Computertomographien erforderlich. Fehlt Pflegepersonal auf der Intensivstation, begleiten wir die Transporte. Wird durch wiederholte Untersuchungen der Verdacht auf Hirntod bestätigt, folgt zuletzt die Angiographie der zerebralen Blutgefässe. Bei fehlender Hirndurchblutung kommt es zu einem Kontrastmittelstop an der Schädelbasis; Hirntod liegt vor.

Der Hirntod muss durch zwei vom Transplantationsteam unabhängige Ärzte festgestellt werden. Sie müssen mehrere Jahre Erfahrung in der Intensivbehandlung schwer Hirnverletzter haben. Sie testieren und dokumentieren den vollständigen und irreversibeln Zusammenbruch aller Funktionen des Gehirns.

Nach der Angiographie wird der Patient meist wieder zur Intensivstation gebracht und erst später in den Operationssaal geholt.

Nicht selten reist ein drei- bis fünfköpfiges Transplantationsteam an, um bestimmte Organe selbst zu perfundieren, zu entnehmen, zu transportieren und wieder zu transplantieren. Die Unruhe, die zehn bis zwanzig Personen in den Operationssaal bringen können, ist gross. Ebenfalls die Enttäuschung, wenn das Herz oder die Leber nicht den Anforderungen entspricht.

Während der Organentnahme werden Herz, Kreislauf, Beatmung und Ausscheidung aufs genaueste überwacht und minutiös dokumentiert. Es wird alles getan, so als ob wir Leben erhalten wollten. Sobald die gewünschten Organe entnommen worden sind, stellt der Anästhesist das Beatmungsgerät aus und verlässt den Operationssaal. Danach bereite ich den Toten für die

Pathologie vor. Ich extubiere, entferne die Magensonde und stöpsle arterielle und periphere Kanülen ab. Ich reinige Kopf, Hals und Arme der Leiche, setze, falls vorhanden, die Zahnprothese ein und achte darauf, dass Mund und Augen geschlossen sind. Noch während das urologische Team bei der Arbeit ist, säubere und desinfiziere ich alle zuvor benötigten Geräte, räume auf und bereite den Saal für den nächsten Eingriff vor.

Schon längst sollte ich beim nächsten Patienten sein. Doch vorher muss ich noch die Krankenakte und die Röntgenbilder des Verstorbenen versorgen, die Todesmeldung und die Papiere für die Pathologie heraussuchen. Die Operationsschwester, die noch assistierend am Tisch steht und als Letzte den Saal verlassen kann, muss für die weitere Reinigung, die Umlagerung des Toten ins Bett und den Transport sorgen.

Entschieden besser würde ich es finden, wenn mir Zeit bliebe, gemeinsam mit den an der Entnahme Beteiligten den Toten zu versorgen, mich zu überzeugen, dass nun nichts mehr getan werden muss, wenn ich Zeit hätte, kurz Abschied zu nehmen und mich zu sammeln, ehe ich dem nächsten Patienten gegenübertrete.

Das ist leider nur sehr selten möglich. Als grosse Hilfe empfinde ich es, wenn einer meiner Kollegen vorbeikommt und mit mir gemeinsam diese Arbeit verrichtet. Wir sprechen nicht viel, aber auch die stille Unterstützung ist wichtig und hilfreich.

Es kommt vor, dass noch während die entnommenen Organe präpariert werden, im Nachbarsaal bereits der Empfänger zur Narkose und Transplantation vorbereitet wird. Nahtlos gehen die verschiedenen Einsätze ineinander über. Der nächste Patient darf meinen Stress nicht spüren. Ich muss funktionieren. Freundlich, ruhig, gelassen und routiniert begegne ich ihm und stelle mich ganz auf seine Ängste und Bedürfnisse ein.

Ich vermisse auch den Zuspruch des Transplantationskoordinators, den es nur für Operations- und Intensivpflegeschwestern gibt. Anästhesieschwestern scheint es im Explantationsteam nicht zu geben. Wir sind nur eine kurze Zeit dabei, trotzdem erleben wir Unbehagen, Zweifel, Ängste, Ohnmacht und Trauer.

Es ist schwer, über Gefühle zu sprechen, wenn doch Fakten verlangt werden.

Seminare und Bücher beschäftigen sich mit dem Sterben und einem würdigen Tod. Auch wir können und müssen immer wieder dazu beitragen.

Wenn auf einer Intensivstation die Grenzen der Behandlung erreicht sind, ist es selten möglich, dem Sterbenden und seinen Angehörigen ein separates Zimmer zur Verfügung zu stellen. Ein Mensch, der seine Organe für andere spendet, verdient Respekt und Bewunderung.

Ihm kommt eine würdige Behandlung zu. Wir müssen dem gerecht werden.

Durch Gespräche mit meinen Kolleginnen und Kollegen weiss ich, dass sie ähnlich empfinden. Das häufige Miterleben von Organentnahmen lässt ihre Gefühle keineswegs abstumpfen, sondern sie immer sensibler reagieren. Keiner drängt sich danach, bei Organentnahmen mitzuarbeiten. Nach einer durchgeführten abteilungsinternen Umfrage haben sich ca. 60 Prozent meiner Kolleginnen und Kollegen eher kritisch-ablehnend gegenüber der Organentnahme geäussert. Bemängelt werden unter anderem die Eile und Hektik, unter denen Organentnahmen stattfinden müssen. Wir können uns selten längere Zeit vorher darauf vorbereiten und noch selterner den Toten in Ruhe versorgen. Dazu kommt, dass Organentnahmen aus organisatorischen Gründen fast ausschliesslich im Spät- und Nachtdienst vorgenommen werden, zu Zeiten, in denen das Anästhesiepersonal ohnehin reduziert ist. Auch können nur gut ausgebildete und eingearbeitete Mitarbeiter zu diesen aufwendigen und arbeitsintensiven Einsätzen eingeteilt werden.

In den letzten Jahren hatten wir laut Statistik knapp fünfzig Organentnahmen jährlich. Dies würde durchschnittlich eine Entnahme pro Woche bedeuten. Das hört sich nach einer tolerablen oder geringen Anzahl an. Organentnahmen sind keine regelmässigen Eingriffe einmal pro Woche, sondern auf drei bis vier Entnahmen in einer Woche folgt eine längere Pause. Wir hatten auch schon an einem einzigen Nachmittag drei Organentnahmen hintereinander.

Das Thema «Organspende» hatte mich während der Vorbereitung und Bearbeitung meines Berichtes mehrere Wochen beschäftigt. In Gesprächen mit meinen Kolleginnen und Kollegen wurde mir bewusst, dass noch mehr Hilfen für Anästhesiepersonal geschaffen und angeboten werden müssen, zum Beispiel in Seminaren und Gesprächen, durch Fortbildung und Supervision. Denn nur so können die Eindrücke und Erlebnisse verarbeitet und die Arbeit bei Organentnahmen weniger belastend empfunden werden.

Wir alle wissen wohl, wie wichtig Organspenden und Organentnahmen sind und dass Organtransplatationen bei verschiedenen Krankheiten helfen können. Trotz aller Belastung durch Organentnahmen freuen wir uns mit den Organempfängern, wenn die Transplantation erfolgreich war. Wir freuen uns mit ihnen über ihr neues Leben.

Problematik der Organspende und Spenderkonditionierung aus der Sicht eines Intensivmediziners

Andreas Meier-Hellmann

Die Diskussion über Organspende und Organtransplantation zeichnet sich unter anderem dadurch aus, dass sie mit einer logischen und sachlichen Argumentation alleine nicht zu führen ist. Immer wieder werden wir feststellen, dass der Standpunkt eines Menschen zu diesem Thema stark von ethischen und moralischen Vorstellungen sowie Emotionen beeinflusst wird. Diesen, mit nüchternen Überlegungen nicht immer nachvollziehbaren Standpunkten müssen wir mit einem Höchstmass an Toleranz begegnen. Die Zustimmung zu einer Organentnahme, aber auch das Mitwirken an ihr, kann für den einzelnen emotional überaus belastend sein. Auch wenn es für uns Mediziner oftmals schwer sein mag, Organe nicht entnehmen zu dürfen, weil Angehörige eines Patienten einer Organentnahme nicht zustimmen, müssen wir dies nicht nur akzeptieren, sondern auch versuchen, eine möglicherweise primär emotional getroffene Entscheidung genauso zu respektieren wie die eigene nüchterne Überlegung.

Ich habe eine Einstellung zu Sterben und Tod vermittelt bekommen wie vermutlich die meisten anderen Menschen auch. Als Kind habe ich von meinem Grossvater in einer Leichenhalle Abschied genommen; er war aufgebahrt, und es war sofort erkennbar, dass in diesem Menschen kein Leben mehr war. Ich habe gelernt, dass ich mich auf einem Friedhof ruhig verhalten und die Toten ruhen lassen soll. Ich meine, von mir sagen zu können, dass ich einen relativ nüchternen Standpunkt bezüglich Organspende und Organtransplantation habe und es keine unüberwindbaren Widersprüche und Konflikte bei diesem Thema für mich gibt. Trotzdem muss auch ich mich mit meinen mir anerzogenen Vorstellungen von Sterben und Tod auseinandersetzen.

Die Tatsache, dass wir einen Menschen für tot erklären, falls nachgewiesen ist, dass das Gehirn keinerlei Funktion mehr hat, ist für mich nachvollziehbar. Meine Ausbildung und mein Fachwissen helfen mir zu verstehen, dass ein solcher «Patient» wirklich tot ist, da ich über die Bedeutung des Gehirnes und des Hirnstammes sowie über den Ablauf einer Hirntodfeststellung informiert und dabei auch öfter beteiligt bin.

Darüber hinaus ist Sterben und Tod für mich als Arzt auf einer Intensivstation nichts Ungewöhnliches. Selbstverständlich kommen hier eine Reihe von Verdrängungsmechanismen zum Tragen. Verdrängungsmechanismen, die vermutlich notwendig sind, um auf einer Intensivstation arbeiten zu können. Dies bedeutet jedoch nicht, dass mich der Tod eines Patienten nicht berührt. In der Regel ist der Tod eines Patienten für mich jedoch nicht so belastend, dass ich bewusst traure. Jeder von uns hat aber auch schon erlebt, dass ihn das Schicksal eines Patienten mehr als «normal» betroffen macht. Wenn ich versuche, mich an eine solche Situation zu erinnern, und mir vorstelle, dass bei einem solchen Patienten eine

Organentnahme durchgeführt worden wäre, kann ich verstehen, was den Angehörigen eines Organspenders abverlangt wird. Unsere moderne Medizin mit ihrer nüchternen Definition des Todes unterscheidet sich sehr von den Vorstellungen von Leben und Tod in unserer Gesellschaft. Für Menschen, die mit dieser Diskrepanz unvorbereitet konfrontiert werden, kann dies sehr belastend und möglicherweise nicht zu bewältigen sein.

Wir sind heute in der Lage, bei Toten (Hirntoten) unter intensivmedizinischen Bedingungen einzelne Organsysteme sehr lange zu erhalten. Somit kann eine Situation entstehen, in der die einzelnen Organe eines Patienten noch leben, aufgrund eines Ausfalls der Hirnfunktion von menschlichem Leben aber nicht mehr gesprochen werden kann. Die Tatsache, dass wir einen Patienten mit gut funktionierenden Organen für tot erklären, ist also eine Erscheinung der modernen Intensivmedizin. Die Tatsache, dass wir den Tod dieses Menschen nicht so erleben können, wie es unserem Verständnis von Sterben und Tod entspricht, ist ein zusätzliches Problem der «Spenderkonditionierung». Wenn bei einem Patienten, bei dem die Diagnose Hirntod gestellt wurde, alle intensivmedizinischen Massnahmen abgebrochen werden, so werden auch alle anderen Organsysteme bald die Funktion einstellen. Wir würden einen Patienten sehen, an dem keine medizinischen Geräte mehr arbeiten und der keinerlei Lebenszeichen mehr gibt. Wir könnten den Tod dieses Patienten mit all unseren Sinnen erfassen. Bei einem «Organspender» müssen wir den Tod dieses Menschen, zum Teil unter Zuhilfenahme aufwendiger diagnostischer Massnahmen, mit unserem Verstand begreifen.

Dieses Problem empfinde ich bei Gesprächen mit Angehörigen als sehr belastend, besonders dann, wenn es sich um Patienten handelt, die ich selber mitbehandelt habe. In der Regel haben dann schon mehrmals Gespräche mit den Angehörigen stattgefunden, in denen ich ihnen erklärt habe, wie ernst die Situation ist und warum die verschiedenen Geräte und Schläuche notwendig sind. Wenn die Angehörigen nun erfahren, dass der Patient hirntot ist, ist zwar einerseits eine extreme Veränderung eingetreten, andererseits hat sich aber für die Angehörigen sichtbar und erlebbar nichts geändert. Ich verhalte mich wie zuvor, untersuche den Patienten, kontrolliere die Geräte und Schläuche und bringe möglicherweise sogar noch neue Geräte an. Die Angehörigen sollen verstehen, dass der Patient tot ist, obwohl er sich äusserlich nicht verändert hat und sich nicht von vielen anderen Patienten unserer Station unterscheidet. Wir nehmen den Angehörigen die Möglichkeit, von ihrem Familienmitglied Abschied zu nehmen, so wie sie es sich vorstellen. Natürlich können die Angehörigen den Toten nochmals sehen; aber wie soll man Abschied nehmen von einem Toten, der beatmet wird und bei dem eine Reihe von Geräten durch rhythmische, akustische und optische Signale zeigen, dass Funktionen einzelner Organe offensichtlich vorhanden sind? Wie soll man begreifen, dass ein Patient tot ist, obwohl bei Ertönen eines Gerätealarms die Schwester oder der Arzt kommt, genauso wie an den Tagen, an denen der Patient noch gelebt hat?

Ich erinnere mich an die Ehefrau eines verstorbenen Patienten, die der Organentnahme bei ihrem Ehemann zugestimmt hatte und mir gegenüber mehrfach betonte, dass ihr die Möglichkeit, dass die Organe ihres Mannes einen anderen Menschen retten können, sehr helfe. Gleichzeitig stellte sie mir aber auch die Frage, ob wir wirklich gewährleisten können, dass ihr Mann wenigstens keine Schmerzen mehr zu erleiden habe. Eine solche Frage zeigt mir, wie abstrakt unsere Definition des Hirntodes für einen Menschen, der sich möglicherweise nie mit diesem Thema und der damit verbundenen Problematik auseinandersetzen musste, sein kann.

In vielen Fällen ist die Versorgung eines Organspenders für mich jedoch völlig unproblematisch. Häufig kenne ich die Patienten nicht, da sie aus anderen Krankenhäusern kommen und die Hirntoddiagnostik bereits abgeschlossen ist. Wir nehmen einen toten Patienten auf, und unsere Aufgabe ist es, die Kreislaufsituation dieses Patienten zu stabilisieren bzw. so lange stabil zu halten, bis die Organentnahme abgeschlossen ist. Die von mir als problematisch empfundenen Gespräche mit den Angehörigen habe ich deshalb bislang nur selten führen müssen.

Wir machen bei einem Organspender genau das, was der modernen Intensivmedizin oft vorgeworfen wird. Wir therapieren nur noch einzelne Organsysteme, während des Gesamtschicksal des Menschen in den Hintergrund tritt. Insofern sind Erfahrungen bei der Versorgung eines Organspenders für mich auch hilfreich, denn ich merke, dass ich bei der Versorgung eines Intensivpatienten eine andere Einstellung zu meiner Arbeit habe.

Bei einem schwerstkranken Intensivpatienten ist ein wesentlicher Teil der Motivation für mein eigenes Handeln die Hoffnung, dass dem Patienten durch die Intensivtherapie geholfen werden kann. Einen Organspender muss ich genauso versorgen wie andere Patienten auch, Hoffnung kann ich in diesem Fall aber nicht haben. Ich versorge also wirklich nur noch einzelne Organe. Andererseits ist die Versorgung und Vorbereitung eines Organspenders oft auch eine kleine intensivmedizinische Herausforderung, so dass ich es als befriedigend empfinde, wenn ich mir sagen kann, dazu beigetragen zu haben, dass die Organe in einem guten Zustand entnommen werden konnten.

Als Arzt habe ich bei der Spenderkonditionierung eine klar definierte Aufgabe und somit auch die Möglichkeit, mir nach Abschluss der Organentnahme sagen zu können, dass ich eine notwendige und sinnvolle Arbeit geleistet habe.

Ich meine, dass für Schwestern und Pfleger die Situation schwieriger ist. Deren Aufgabe bei einer Spenderkonditionierung ist in erster Linie, die installierten Geräte zu bedienen und zu kontrollieren sowie Infusionen und Medikamente zu verabreichen. Die pflegerische Betreuung des Patienten, die bei vielen Intensivpatienten oft für eine lange Phase der Behandlung sogar im Vordergrund steht, sowie die persönliche Betreuung des Patienten sind bei einem Organspender nur eingeschränkt nötig bzw. nicht möglich.

Zudem hat der Arzt ausser dem Organspender in der Regel noch eine ganze Station zu versorgen, sieht also neben dem traurigen Schicksal dieses einen Patienten auch erfreuliche Krankheitsverläufe. Die Schwester oder der Pfleger ist im allgemeinen während einer ganzen Schicht ausschliesslich damit beschäftigt, den Organspender zu betreuen, und wird somit wesentlich stärker mit der Problematik und dem Schicksal dieses einen Patienten konfrontiert.

Wir sind heute in der Lage, den Tod eines Menschen klar zu definieren. Da das Gehirn dasjenige Organ ist, das für die mentalen, emotionalen und psychischen Fähigkeiten des Menschen verantwortlich ist, können wir bei einem irreversiblen Ausfall sämtlicher Hirnfunktionen eindeutig vom Tod des Menschen sprechen. Des weiteren verfügen wir über eine Methodik, die es uns erlaubt, den Hirntod eines Menschen zweifelsfrei zu erkennen. Die Ablehnung der Organspende oder Skrupel, an ihr mitzuwirken aus der Angst heraus, dass wir möglicherweise eine falsche oder unzureichende Diagnostik betreiben, scheinen also völlig unbegründet. Trotzdem gibt es, wie eingangs erläutert, andere, eher emotional begründete Vorbehalte bei dieser Thematik, die wir jedem zugestehen und respektieren müssen. Allerdings halte ich Bestrebungen, wie sie aus den USA bekannt werden, nämlich als Voraussetzung für eine Organentnahme nur den Ausfall bestimmter Hirnareale zu fordern, für sehr gefährlich.

Solange wir bei einer sauberen und nachvollziehbaren Methodik zur Hirntodfeststellung bleiben und solange wir gewährleisten können, dass Entscheidungen, die Menschen im Rahmen einer Organtransplantation treffen müssen, ohne Druck zustande kommen, werde ich mit den Widersprüchen, die bei der Versorgung von Organspendern auftreten, gut leben können.

Zur Diagnose des Hirntodes

Roman Rohling, Jürgen Link

Seit es Intensivmedizin gibt, ist es möglich, dass das Gehirn als einzelnes Organ seine Funktion früher einstellt als alle anderen Organe. Ein solcher Hirntod liegt vor, wenn alle Hirnfunktionen irreversibel ausgefallen sind (Allen/Burkholder, 1978; Korein, 1978; Krösl/Scherzer, 1973; Pallis, 1983; Schwarz, 1990; Walker, 1981).

Die Feststellung des Hirntodes dient dann nicht nur der rechtzeitigen Beendigung sinnlos gewordener therapeutischer Massnahmen, sondern auch der Gewinnung von Organtransplantaten, mit denen anderen Patienten geholfen werden kann.

Im Folgenden wird die Vorgehensweise zur Hirntoddiagnostik in knapper Form geschildert. Vorweg soll betont werden, dass nach exakt durchgeführter Hirntoddiagnostik die Diagnose Hirntod zweifelsfrei festgestellt werden kann.

Die in der Bundesrepublik Deutschland gültigen Grundlagen zur Durchführung der Hirntoddiagnostik sind den Richtlinien der Bundesärztekammer aus dem Jahre 1986 zu entnehmen (BÄK, 1986). In der Schweiz gelten Richtlinien, die von der Schweizerischen Akademie der medizinischen Wissenschaften verfasst und 1983 vom Parlament verabschiedet wurden; inhaltlich unterscheiden sich beide Entwürfe nur in Nuancen (Pendl, 1986). In anderen Ländern haben die medizinischen

Fachgesellschaften ähnliche Richtlinien aufgestellt, oder es gelten gesetzliche Regelungen.

Erstmalig haben Mollaret und Goulon im Jahre 1959 zum Ausfall aller Hirnfunktionen Stellung genommen (Mollaret/Goulon, 1959). Sie beschreiben das Hirntod-Syndrom wie folgt: tiefes Koma, keine Reaktion auf Schmerzreize, fehlende Hirnstammreflexe, keine Spontanatmung sowie verlorene autonome Regulation (Hypothermie, Hypotonie); durch sie wurde der Begriff «Coma dépassé» eingeführt.

Voraussetzungen zur ausschliesslich klinischen Feststellung des Hirntodes sind eine klare Ätiologie und der Ausschluss von Intoxikationen, neuromuskulärer Blokkade, primärer und sekundärer Unterkühlung, Kreislaufschock, endokrinem oder metabolischem Koma, therapeutischer Beeinflussung des zentralen Nervensystems, wie zum Beispiel durch Sedativa, Hypnotika, Analgetika und primär infratentorieller Hirnschädigung. Dabei ist bezüglich der Ätiologie zwischen primärer und sekundärer Hirnschädigung zu unterscheiden:
– Primär: Hirnverletzungen, spontane intrakranielle Blutungen, Hirninfarkt, Hirntumor, akuter Verschluss-Hydrozephalus.
– Sekundär: Hypoxiefolgen, z.B. Zustand nach kardiopulmonaler Reanimation, Folgen nach langdauerndem Schock.

Bei sekundärem Hirnschaden kann der Nachweis des Hirntodes schwieriger sein. Eine längere Beobachtungszeit ist erforderlich. Während sich Anzahl und Abstand

der einzelnen Kontrolluntersuchungen aus der jeweiligen Situation ergeben, werden für die Gesamtdauer der Beobachtungen von der Bundesärztekammer folgende Bedingungen gefordert:
– Verlaufsbeobachtungen bei primärem Hirnschaden: 12 Stunden bei Erwachsenen und älteren Kindern, 24 Stunden bei Säuglingen und Kleinkindern bis zu zwei Jahren.
– Verlaufsbeobachtung bei sekundärem Hirnschaden: 3 Tage bei Erwachsenen und älteren Kindern.

Zur Abkürzung der Beobachtungszeiträume können auf der Grundlage eindeutiger klinischer Symptomatik ergänzende technisch-diagnostische Verfahren eingesetzt werden. Als solche Untersuchungen kommen in Frage:
– Elektroenzephalogramm (EEG): Für die EEG-Diagnostik in der BRD gilt, dass nach definierten Richtlinien der Deutschen EEG-Gesellschaft über 30 Minuten eine Null-Linien-Registrierung erfolgen muss. Bei Erfüllung der klinischen Kriterien und ihrer Voraussetzungen entfällt dann – ausser bei Säuglingen und Kleinkindern – die Notwendigkeit zur weiteren Beobachtung. Bei primär infratentoriellen Prozessen kann die elektrische Aktivität im EEG den Ausfall des Hirnstammes um mehrere Stunden überdauern, so dass in diesen Fällen der Nachweis eines Null-Linien-EEG zwingend erforderlich ist.
– Ableitung früh akustisch evozierter Hirnstammpotentiale: Bei primär supratentorieller Hirnschädigung und bei Vorliegen der klinischen Kriterien kann das Erlöschen zunächst vorhandener früh akustisch evozierter Hirnstammpotentiale – ausser bei Neugeborenen – als

ergänzende Untersuchung bewertet werden, die eine weitere Beobachtungszeit ersetzt. Hierbei muss ein primär infratentorieller Prozess ausgeschlossen sein.

– Zerebrale Panangiographie: Das Vorliegen eines intrakraniellen Zirkulationsstillstandes bei ausreichendem Systemblutdruck stellt zur Zeit bei Vorliegen der Ausschlusskriterien für die klinisch-neurologische Hirntoddiagnostik die einzige Möglichkeit dar, den Hirntod zu beweisen, es sei denn, man behandelt den Hirntoten unter Umständen tagelang weiter, bis z. B. bei Intoxikationen entsprechende Substanzen ausgeschieden sind (Link et al., 1988).

In der BRD muss die klinisch-neurologische Hirntoddiagnostik durch zwei Ärzte vorgenommen werden, von denen nach den Richtlinien der Bundesärztekammer einer über mehrjährige Erfahrung in der Intensivbehandlung von Patienten mit schwerer Hirnschädigung verfügen muss. Beide Ärzte müssen unabhängig von einem Transplantationsteam sein. Die Untersuchungsergebnisse müssen dokumentiert werden.

Die klinisch-neurologische Untersuchung zur Feststellung des Hirntodes, insbesondere die Prüfung der Hirnnervenreflexe, erfolgt am unbedeckten Patienten, da es fern vom Untersuchungsort zu Reaktionen kommen kann.

Zunächst wird geprüft, ob ein Koma vorliegt. Koma im Hirntod ist definiert als ein Zustand, in dem der Patient nicht empfänglich ist für äussere Reize, weder Aufforderungen folgt, noch spontane Laute von sich gibt sowie keine Reaktion auf starke Schmerzreize – mit Ausnahme spinaler Primitivreflexe – zeigt und nicht spontan die Augen öffnet (Braun, 1982; Schwarz, 1990). Zu etwaigen spinalen Reaktionen auf nozizeptive und taktile Reize soll später noch Stellung genommen werden.

Anschliessend erfolgt die systematische Überprüfung der Hirnnervenreflexe:

– Der Lichtreflex der Pupillen, ausgelöst durch Belichtung der Augen, zeigt bei vorliegendem Hirntod beidseits keine Reaktion im Sinne einer Pupillenverengung.

– Durch Berühren der Wimpern bzw. mechanische Irritation der Hornhaut (z. B. mit Wattestäbchen) werden normalerweise der Lid- und Kornealreflex ausgelöst. Bei Vorliegen des Hirntodes sind die Reflexe erloschen.

– Der okulozephale Reflex, das sogenannte Puppenkopfphänomen, wird geprüft, indem der Kopf rasch zu beiden Seiten gedreht bzw. angehoben und gesenkt wird. Im Hirntod treten weder konjugierte Augenbewegungen zur Gegenseite noch Gegenbewegungen der Bulbi nach oben und unten auf. Vor Prüfung dieses Reflexes muss eine Läsion der Halswirbelsäule ausgeschlossen sein (Gerstenbrand, 1967).

– Der vestibulo-okuläre Reflex wird durch Eiswasserspülung des äusseren Gehörganges ausgelöst. Bei ausgefallener Hirnstammfunktion bleiben die Bulbi in Mittelstellung, d. h. ein Nystagmus zur stimulierten Seite tritt nicht auf. Vor dieser Reflexprüfung sind der äussere Gehörgang und das Trommelfell otoskopisch zu inspizieren, bzw. es ist eine otobasale Fraktur mit Blutung und Liquorrhoe auszuschliessen.

– Der Masseterreflex wird durch Beklopfen des auf das Kinn aufgelegten Zeigefingers mit dem Reflexhammer ausgelöst. Im Hirntod kommt es weder zu einer Kontraktur des Massetermuskels noch des Musculus temporalis.

– Die Schmerzreaktion im Trigeminusbereich wird durch Nadelstich in die Nasenscheidewand geprüft. Bei ausgefallenem Hirnstamm zeigen sich weder Reaktionen im Gesicht noch am Körper.

– Der Würgereflex wird durch Berühren der hinteren Pharynxwand mittels Spatel ausgelöst. Bei vorliegendem Hirntod zeigt sich keine Würgereaktion, d.h. keine Kontraktion der Pharynxmuskulatur.

– Der Hustenreflex wird durch Reizung der Trachealschleimhaut im Bereich der Bifurkation mittels Absaugkatheter ausgelöst. Im Hirntod kommt es zu keiner Hustenreaktion.

– Beim Atropin-Test werden 2 mg Atropin intravenös injiziert. Kommt es danach zu keinem Herzfrequenzanstieg, so wird auf den Ausfall des zentral gelegenen Vaguskernes geschlossen (Quaknine/Mercier, 1985; Rohling et al., 1990).

– Am Ende der klinisch-neurologischen Untersuchung findet der Apnoe-Test statt. Mit diesem Test werden die kaudalen Abschnitte des Hirnstammes erfasst. Bei der Durchführung des Apnoe-Tests sind gewisse Kautelen zu beachten (Rohling et al., 1986).

Sind unter Beachtung der Ausschlusskriterien für die klinische Hirntodfeststellung alle aufgezählten Prüfungen negativ, ist der Patient mit Sicherheit tot.

Bei Vorliegen der Ausschlusskriterien für die klinische Hirntodfeststellung führen wir, wenn alle Symptome des Hirntodes vorliegen, eine zerebrale Viergefässangiographie durch. Wird ein Stopp der intrakraniellen Durchblutung nachgewiesen, kann auch in diesen Fällen kein Zweifel an der Diagnose Hirntod aufkommen.

Bei hirntoten Patienten können im Bereich des Rückenmarks unterschiedliche physiologische und pathologische Reflexe beobachtet werden. So können Muskeleigenreflexe wie z. B. der Bizepssehnen- oder der Patellarsehnenreflex fehlen, aber auch abgeschwächt oder sogar lebhaft auslösbar sein. Des weiteren kann es im Hirntod zum Auftreten von Fremdreflexen kommen. Als Beispiele, auf die jedoch nicht näher eingegangen werden soll, seien der Extensions- und der Pronationsreflex, der Nakkenabdominalreflex und der Galant-Reflex genannt. Die Überprüfung und Dokumentation all dieser spinalen Reflexe tragen zur klinisch-neurologischen Feststellung des Hirntodes nichts bei, sind aber wichtig, um Missverständnissen vorzubeugen. Die Auslösung solcher Reflexe, z. B. des Bauchdeckenreflexes beim Hautschnitt, können bei Schwestern, Pflegern und in diesem Bereich unerfahrenen Ärzten zu deutlicher Unsicherheit führen und sollten daher im voraus exakt dokumentiert werden.

Dass der nachgewiesene bleibende Ausfall der Hirnfunktionen ebenso wie der bleibende Herzstillstand dem Tod des Menschen entspricht, wird heute in der medizinischen, juristischen und theologischen Literatur anerkannt (Angstwurm/Frick, 1980).

Einer Änderung der Hirntodkriterien, wie sie im Zusammenhang mit der Diskussion um anenzephale Neugeborene als Organspender – unter anderem in den USA – geführt wurde, kann von uns nicht zugestimmt werden.

Eine Lockerung in der Bestimmung des Hirntodes würde die Verlässlichkeit der Todesfeststellung, aber auch das vorhandene Vertrauen der Öffentlichkeit in die Transplantationsmedizin sehr beeinträchtigen. Eine Umdefinierung des Hirntodes vom irreversiblen Ausfall der gesamten Hirnfunktion auf den irreversiblen kortikalen Ausfall würde nicht nur den Apalliker, sondern auch alle anderen dezerebrierten Patienten zu Toten werden lassen. Eine solche Änderung der Hirntodkriterien würde die Grenze zum Tod «flexibel machen» und den Grundsatz «in dubio pro vita» schwer beeinträchtigen (Wolfslast, 1989).

Literatur

Allen, N., Burkholder, J.: Clinical criteria of brain death. Annals New York Academy of Science 315, 70 (1978).

Angstwurm, H., Frick, E.: Neurologische Diagnose und Dokumentation des Hirntodes potentieller Organspender. Münchner medizinische Wochenschrift 122, 1371 (1980).

Braun, J.: Die klinischen Kriterien des Hirntodes. Nervenarzt 53, 654 (1982).

Bundesärztekammer: Kriterien des Hirntodes. Deutsches Ärzteblatt 43, 2940 (1986).

Gerstenbrand, F.: Das traumatische apallische Syndrom. Klinik, Morphologie, Pathophysiologie und Behandlung. Springer Verlag, Wien 1967.

Korein, J.: Brain death. Annals New York Academy of Science 315, 6 (1978).

Krösl, W., Scherzer, E.: Wiener Symposium zum Hirntod. Maudrich Verlag, Wien 1973.

Link, J., Rohling, R., Wagner, W. et al.: Ist die zerebrale Panangiographie zur Festsellung des Hirntodes überflüssig? Der Anästhesist 37, 43 (1988).

Mollaret, P., Goulon, M.: Le Coma dépassé (Mémoire préliminaire). Rév Neurol 101, 3 (1959).

Pallis, Ch.: ABC of brain stem death. Published by the British Medical Journal, Tavistock Square, London WC1H 9JR (1983).

Pendl, G.: Der Hirntod. Einführung in seine Diagnostik und Problematik. Springer Verlag, Wien 1986.

Quaknine, G.E., Mercier, C.: La valeur du test à l'atropine dans la confirmation de la mort cerebrale. L'union médicale du canada 114, 76 (1985).

Rohling, R., Link, J., Kraft, A. et al.: Is the atropine test useful in the diagnosis of brain death? Intensive care med 16, 55 (suppl. 1) (1990).

Rohling, R., Wagner, W., Mühlberg, J., Link, J. et al.: Apnea-test: pitfalls and correct handling. Transplantation proceedings 17, 388 (1986).

Schwarz, G.: Dissoziierter Hirntod. Computergestützte Verfahren in der Diagnostik und Dokumentation. Springer Verlag, Berlin 1990.

Walker, A.E.: Cerebral death, 2nd ed. Urban-Schwarzenberg, Baltimore 1981.

Wolfslast, G.: Grenzen der Organgewinnung – Zur Frage einer Änderung der Hirntodkriterien. Medizinrecht 7, 163 (1989).